JN197052

救急白熱セミナー
頭部外傷実践マニュアル

改訂2版

INCANDESCENT SEMINAR: A CLINICAL MANUAL OF HEAD INJURY
REVISED 2ND EDITION

監修／**佐々木淳一**
慶應義塾大学救急医学教授

著／**並木 淳**
国家公務員共済組合連合会立川病院副院長・救急科部長
慶應義塾大学客員准教授

中外医学社

改訂版の監修者序

　2013 年の日本救急医学会総会・学術集会で企画された「若手白熱セミナー」における演者（著者）の頭部外傷診療に対する熱い思いをまとめたものが，2014 年に出版された初版の「救急白熱セミナー　頭部外傷実践マニュアル」である．この中では，救急診療，ICU 管理という site specific かつ実践的な項目立てが行われ，解説と同じ箇所に参照すべき出典などを配すことにより，"救急科専門医を目指す専攻医" のみならず，"脳神経外科を subspecialty としない" あるいは "頭部外傷を専門としない救急医" などから好評を博した．まさに，頭部外傷の症例に応じて使いこなせる「実践マニュアル」として，評価されていたといえる．

　著者は，永年にわたり，日本救急医学会指導医・脳神経外科専門医として，軽症から重症まで膨大な数にのぼる頭部外傷患者の初療から手術，ICU 管理まで全てを担当し，後進を育成してきた．この経験に基づき執筆された初版が，改訂 2 版として update され，より充実した「実践マニュアル」となった．改訂版の序で述べているように，「頭部外傷診療の進歩は予想よりも速く，不断の勉強が欠かせない」という視点で，最新の内容を漏らすことなく網羅している．特に「抗凝固薬・抗血小板内服中患者に対する対応」や「抗てんかん薬の使い方」などは大幅な加筆修正が行われており，読者は最新の知見を効率的に修得でき，さらには原典にあたって理解を深めることも可能であろう．

　この改訂版が初版を超える好評を博し，引き続き頭部外傷診療に関わる多くの医療者にとって必携のマニュアルとなることを心より祈念したい．

2018 年 10 月
慶應義塾大学医学部救急医学教室　佐々木　淳一

改訂版の序

　初版発行からの4年間，特に薬剤に関してはいくつかのトピックがあった．そのほか，2016年に米国 brain trauma foundation のガイドラインの改訂があり，「実践マニュアル」として本書を実臨床に即して使っていく上では update が必要不可欠となった．初版発行時には5年後を目途に改訂を予定していたが，その意味では頭部外傷診療の進歩は予想よりも速く，不断の勉強が欠かせないと言える．

　今回の改訂に際して「抗凝固薬・抗血小板薬内服中患者に対する対応」と「抗てんかん薬の使い方」の項は大幅に書き改めた．抗凝固薬に対する中和薬の最新の知識は実臨床に不可欠であろう．また，新たな抗てんかん薬の登場により薬剤の選択肢を見直し，てんかん診療ガイドラインの2018年改訂を踏まえた記載に改めた．実践マニュアルとして必要最小限の内容に抑えるため新たな加筆によるページ数の増加はできるだけ避けたが，臨床でしばしば悩まされる飲酒酩酊した頭部外傷患者への「アルコール離脱反応への対応」をコラムに追加した．

　改訂に際しても，初版のコンセプト「実際の診療で手に取って使えるようにコンパクトにまとめた実践マニュアル」を維持した．症例に応じたページを参照することで，「手術的治療を除く頭部外傷の患者管理の update」のリファレンスにお役立ていただきたい．記載した内容の元となるガイドラインや RCT などの文献，添付文書などは，初版と同じくページ下の欄外に記した．本書の記載をそのまま鵜呑みにせず原典にあたって理解を深め，症例に応じて使いこなせる「実践マニュアル」として頂ければと思う．

　本書の初版は，頭部外傷を専門としない外科系の救急医から，「頭部外傷が診られるようになった」，「頭部外傷合併例でも怖くなくなった」との声を頂いた．さらに救急外来の看護師が購入して下さり，「状況ごとにコンパクトに書かれているので診療の流れがわかった」とのコメントを聞けたことは望外の喜びであった．今回改訂された本書が，引き続き頭部外傷に関わる多くの皆様の日常診療の一助となれば幸いである．なお，慶應義塾大学病院救急科渋沢崇行先生には，本書のユーザーの立場から改訂の要望を頂戴し，臨床経験に即した貴重なご意見を頂きました．ここにあらためて感謝いたします．

2018 年 10 月

国家公務員共済組合連合会立川病院　並　木　　淳

初版 監修の序

　2013 年の日本救急医学会学術集会では，若手白熱セミナーに多くの若手救急医が集まり，文字通り白熱した講演が相次いだ．その熱気を受け止めた中外医学社から演者（著者）にお話をいただいたことが，本書が誕生する契機となった．「救急白熱セミナー 頭部外傷実践マニュアル」は，救急科専門医を目指す後期研修医に必読の書である．そればかりか，脳神経外科をサブスペシャリティーとしないベテラン救急医にも，知識のセルフチェックに有用である．目次が site specific（救急外来，および ICU）で，項目立てが実践的，解説と同じ場所に出典が明示されているので読み易い．マニュアルとはいうものの，本書の作成には膨大な作業を要したのではないだろうか？

　救急医学は，疾病/外傷の別，罹患臓器，年齢，性別を問わずに対象とすることから，救急医が学ぶべき知識は，他の診療科の医師と比べて比較にならないほど多い．このために，膨大な情報量を咀嚼できずに欠落部分（弱点）が生まれ，医療レベルが浅くなり易い弊害がある．これを補完するには，その分野で指導的な救急医が，他の救急医のレベルアップのために生涯教育の資料を提供することが望まれるが，本書はその目的にも叶っている．

　本書の著者は脳神経外科専門医のキャリアを経て，現在は救急医として活躍している．救急外来では頭部外傷以外の救急患者にも対応し，さらに頭部外傷の入院治療の指導にもあたってきた．この経験から，著者は頭部外傷について救急医がどこまで知るべきか，どこまで行うべきか，さらに大切であっても救急医がおざなりにしやすい知識を体感している．著者が救急外来や集中治療室で目にした事項が本書に反映され，そして静かだが白熱の内容となった．

　高齢化社会では，頭部外傷の患者はさらに多くなるので，本書を一読することは，救急医にとって極めて効率の良い学びである．読者は，一つ一つエビデンスを確認しながら診療する面白さを見出すに違いない．

　2014 年 9 月

慶應義塾大学医学部救急医学教室　堀　進悟

序文

　本書は，手術的治療を除く頭部外傷の患者管理の update について，実際の診療で手に取って使えるようにコンパクトにまとめた実践マニュアルである．頭部外傷を含めたトータルな外傷全身管理を行っている救急医，救急外科 /acute care surgery を専門とする外科系救急医，さらには頭部外傷診療に日頃従事している脳神経外科医に，症例に応じたページを参照していただき診療の手引として，あるいは知識の整理や治療方針判断のリファレンスとして使っていただきたい．

　研修医を対象としたいわゆるマニュアル本や虎の巻は多く出版されているが，後期研修医や中堅医師向けのすぐに診療に役立つ診療マニュアルを探すことは結構難しい．教科書やガイドラインを参照したり，文献を検索することになるが，それらの記載は必ずしも実践的ではない．本書では，日ごろ遭遇する軽症～中等症頭部外傷患者の急性期治療から，重症頭部外傷患者の集中治療まで，日本脳神経外傷学会の 2013 年版ガイドラインと米国 Brain Trauma Foundation の 2007 年第 3 版ガイドライン，さらにはエビデンスレベルの高い最近の大規模 RCT の報告に基づいて，頭部外傷治療・管理の具体的なプロトコールのエッセンスを示し解説を加えた．

　当施設では，救急科の後期研修医は一定期間病棟に配属され，担当医として指導医とともに頭部外傷を含めたすべての救急科入院患者の診療を行っている．本書は，当科後期研修医に毎年配布している頭部外傷診療マニュアルをもとに，頭部外傷の救急診療に必要な項目を網羅するように大幅に加筆したものである．2013 年の日本救急医学会で「若手白熱セミナー」としてそのごく一部の内容を講演したが，会場に入りきらないほど多数の来場者に非常に熱心に聴講していただいた．本書が，皆様の日常診療のお役にたてれば幸いである．

　なお，「若手白熱セミナー」の講演者に指名いただき，本書の出版の機会を与えていただいた当科堀教授，そして毎週のカンファレンスで主要文献の紹介やレビューをしてくれた教室員の先生方の力添えにより，本書を出版することができました．あらためて感謝いたします．

2014 年 9 月

慶應義塾大学医学部救急医学教室　並　木　　淳

目　次

I．救急診療

II. ICU 管理

A. 急性期

■■ 略語集

略語	英語	日本語
ADI	atlanto-dens interval	環椎-歯突起間距離
aEEG	amplitude integrated electroencephalography	
ALS	advanced life support	2 次救命処置
AOD	atlanto-occipital dislocation	環椎-後頭関節脱臼
APTT	activated partial thromboplastin time	活性化部分トロンボプラスチン時間
ASIA	American Spinal Injury Association	米国脊髄損傷協会
BAI	basion-posterior axial line interval	大後頭孔-軸椎後面線間隔
BDI	basion-dental interval	大後頭孔-歯突起間隔
BIS	Bispectral index	
BS	blood sugar	血糖
CBF	cerebral blood flow	脳血流量
CBZ	carbamazepine	カルバマゼピン
CIWA-Ar	Clinical Institute Withdrawal Assessment for Alcohol scale, revised	アルコール離脱症状評価スケール
$CMRO_2$	cerebral metabolic rate of oxygen	脳酸素消費量
CPP	cerebral perfusion pressure	脳灌流圧
CSF	cerebrospinal fluid	脳脊髄液
CSWS	cerebral salt wasting syndrome	中枢性塩類喪失症候群
CT	computed tomography	コンピュータ断層撮影法
DIV	intravenous drip	点滴静脈注射
DOAC	Direct Oral Anti Coagulants	直接経口抗凝固薬
DWI	diffusion-weighted imaging	拡散強調画像
eICU	emergency Intensive Care Unit	救急集中治療室
EN	enteral nutrition	経腸栄養
$EtCO_2$	end-tidal CO_2	呼気終末二酸化炭素
EVLI	extra vascular lung water index	肺血管外水分量係数
FAST	focused assessment with sonography for trauma	
FFP	fresh frozen plasma	新鮮凍結血漿
FiO_2	fraction of inspired oxygen	吸入気酸素濃度，吸入気酸素分画
FLAIR	fluid attenuated inversion recovery	
GCS	Glasgow Coma Scale	グラスゴー・コーマ・スケール

■■ 略語集（続き）

略語	英語	日本語
GEDI	global end-diastolic volume index	心臓拡張末期容量係数
HDA	high density area	高吸収域
HITT	hematoma irrigation with trephination therapy	極小開頭・血腫洗浄術
HS	hypertonic saline	高張食塩水
ICP	intracranial pressure	頭蓋内圧，脳圧
IV	intravenous	静脈注射
IVC	inferior vena cava	下大静脈
JATEC	Japan Advanced Trauma Evaluation and Care	外傷初期診療ガイドライン
JCS	Japan Coma Scale	ジャパン・コーマ・スケール
JETEC	Japan Expert Trauma Evaluation and Care	外傷専門診療ガイドライン
LDA	low density area	低吸収域
MAP	mean arterial pressure	平均動脈圧，平均血圧
MMT	manual muscle testing	徒手筋力検査
MRI	magnetic resonance imaging	核磁気共鳴画像法
NICE	National Institute for Health and Care Excellence	英国国立医療技術評価機構
OM line	orbitomeatal line	眼窩外耳孔線
$PaCO_2$	partial pressure of arterial carbon dioxide	動脈血二酸化炭素分圧
PaO_2	partial pressure of arterial oxygen	動脈血酸素分圧
PB	phenobarbital	フェノバルビタール
$PbtO_2$	partial pressure of oxygen in brain tissue	脳組織酸素分圧
PCC	prothrombin complex concentrate	プロトロンビン 複合体濃縮製剤
PHT	phenytoin	フェニトイン
PN	parenteral nutrition	経静脈栄養
PTD	post-trauma day	受傷後＊日
PT	prothrombin time	プロトロンビン時間
PT-INR	prothrombin time-international normalized ratio	プロトロンビン時間国際標準比

■■ 略語集（続き）

略語	英語	日本語
PTS	posttraumatic seizure	外傷性てんかん
RBC-LR	red blood cells, leukocytes reduced	赤血球液
RCT	randomized controlled trial	ランダム化比較試験
RSI	rapid sequence intubation	迅速気管挿管
rSO₂	regional cerebral oxygen saturation	局所（脳）酸素飽和度
SaO₂	saturation of arterial oxygen	動脈血酸素飽和度
SBP	systolic blood pressure	収縮期血圧
SCIWORET	spinal cord injury without radiographic evidence of trauma	非骨傷性頚髄損傷, X線上骨傷不明瞭な頚髄損傷
SIADH	syndrome of inappropriate antidiuretic hormone secretion	抗利尿ホルモン不適合分泌症候群
SjO₂	juglar bulb venous oxygen saturaion	内頚静脈酸素飽和度
SPN	supplemental parenteral nutrition	補助的経静脈栄養
SpO₂	peripheral capillary oxygen saturation, oxgen saturation by pulse oxymetry	経皮的動脈血酸素飽和度
SVV	stroke volume variation	1回心拍出量変化率
T2*WI	T2*-weighted image	T2*強調画像, T2スター強調画像
TCDB	Traumatic Coma Data Bank	トラウマティック・コーマ・データ・バンク
TOI	tissue oxygen index	TOI,（脳）組織酸素インデックス
TOS	tissue oxygen saturation	（脳）組織酸素飽和度
VPA	valproate	バルプロ酸
VTE	venous thromboembolism	静脈血栓塞栓症
ZNS	zonisamide	ゾニサミド

救急診療

1 重症度判定（GCS）

> 頭部外傷の重症度は，意識レベルにより分類する．
>
> | 重症度 | GCS スコア |
> | --- | --- |
> | 軽症 | 14・15 |
> | 中等症 | 9〜13 |
> | | （13 を軽症とする分類もある） |
> | 重症 | 3〜8 |

　頭部外傷患者の意識レベルは GCS（Glasgow Coma Scale）[1] で判定し，軽症・中等症・重症の 3 段階に分類するのが一般的である．日本脳神経外傷学会のガイドラインや国際的には GCS 13〜15 を軽症（minor or mild head injury）とする重症度分類も多いが[2,3]，救急初期診療においては，軽症を GCS 14・15 とする JATEC[4] の重症度分類を用いて，GCS 13 は中等症頭部外傷として管理したほうが安全である．

文献　　1) Jennett B, Teasdale G. Aspects of coma after severe head injury. Lancet. 1977; 1: 878-81.
　　　　　 2) 日本脳神経外科学会，日本脳神経外傷学会監修．重症頭部外傷治療・管理のガイドライン
　　　　　　 第 3 版．8 軽症・中等症頭部外傷への対処．8-1 基本的な治療方針．軽症・中等症頭部外傷
　　　　　　 の診断．東京: 医学書院; 2013. p155-7.
　　　　　 3) National Clinical Guideline Centre, eds. Head Injury. Triage, assessment, investigation and
　　　　　　 early management of head injury in children, young people and adults. CG 176. 1.1 Intro-
　　　　　　 duction. National Institute for Health and Care Excellence. London, UK. 2014, p18.
　　　　　　 https://www.nice.org.uk/guidance/cg176/evidence/full-guideline-pdf-191719837
　　　　　 4) 日本外傷学会，日本救急医学会監修．改訂第 5 版外傷初期診療ガイドライン．第 4 章 外傷
　　　　　　 と意識障害．Ⅱ-1 GCS による判定．東京: へるす出版; 2016. p67-8.

コラム column　正しい GCS の判定のための注意点

　GCS では E3/4，V4/5，M2/3/4/5 の誤判定が起こりやすい．表 1 に，判定の注意点の解説を追記した GCS を示す．

表 1　Glasgow Coma Scale（解説付き）[5]		
観察項目	反応	スコア
E（開眼）	自発的に	4
	呼びかけにより（音声刺激をやめると元に戻る）	3
	痛み刺激により	2
	無反応	1
V（最良言語反応）	見当識あり（今日の日付・ここの場所・周りの人が言える）	5
	混乱した会話（見当識障害があるが，数語以上の文章が言える）	4
	不適切な単語	3
	意味不明の発声	2
	無反応	1
M（最良運動反応）	命令に従う	6
	疼痛部位認識（胸骨上あるいは眼窩上切痕などに対する痛覚刺激部位に向かって患者の手が動く）	5
	逃避（正常屈曲反応；爪床や上肢への痛覚刺激に対して，患者の脇が開くような動き）	4
	異常屈曲（除皮質肢位；患者の肘・手関節・手指が屈曲し，脇が閉まるような動き）	3
	伸展（除脳肢位；患者の上肢は肘を伸ばし体に沿って伸展する）	2
	無反応	1

文献　5) Namiki J, et al. Inaccuracy and misjudged factors of Glasgow Coma Scale scores when assessed by inexperienced physicians. Clin Neurol Neurosurg. 2011; 113(5): 393-8.

2 運動麻痺の判定（MMT）

四肢の麻痺の程度は，MMT により評価する．

MMT	四肢の筋力
5	正常（強い抵抗を与えても，完全に運動が可能）
4	若干の抵抗に打ち勝って，運動が可能
3	重力に抗して，完全に運動が可能
2	重力を除外すれば，完全に運動が可能
1	筋のわずかな収縮は起こるが，関節は動かない
0	筋の収縮が全くみられない

　頭部外傷患者の運動麻痺は，四肢の筋力を徒手筋力検査[1]（MMT: Manual Muscle Testing）で判定し，0〜5 の 6 段階で表記する．意識障害患者では，自発運動の観察および痛覚刺激に対する四肢の動きから判定する．段階間の筋力は，5$^-$のように＋（プラス）や−（マイナス）などの記号を付して表す．

　脊髄損傷（疑い）を合併する患者では，ASIA シート（49-50 ページ参照）を用いて筋力の MMT を判定し，損傷高位の診断を行う．頭部外傷患者では左右の上肢・下肢の筋力を MMT で判定して片麻痺の程度を評価するが，あわせて顔面麻痺の有無を前額部・眼輪筋・口輪筋について定性的に評価する．とくに中枢性と末梢性の顔面神経麻痺の鑑別のために，前額部のしわ寄せの左右差を観察する．意識障害患者では，痛覚刺激を加えたときの顔をしかめる表情を観察し判定する．痛覚刺激による顔面筋の収縮がみられない場合は，表情筋の有意な左右差（兎眼，鼻唇溝の深さ，口角の下垂）によって判定する．

文献　1）田崎義昭，斎藤佳雄著，坂井文彦改訂．ベッドサイドの神経の診かた改訂 18 版．3 運動機能の診かた．10．筋力の診かた．2.筋力の記録法．東京：南山堂；2016, p55-6.

JCOPY 498-06679

末梢性顔面神経麻痺の定量的評価

　側頭骨（錐体骨）骨折では，顔面神経管内の損傷による末梢性顔面神経麻痺をきたすことがある．麻痺の評価は 40 点柳原法（表 2）で採点する．

表2　末梢性顔面神経麻痺の評価法（40 点柳原法）[2]				
	診察項目	ほぼ正常 （左右差 ほとんどなし）	部分麻痺 （左右差あるが 患側の筋収縮あり）	高度麻痺 （患側の筋収縮なし）
安静時	非対称性	4	2	0
表情運動	額のしわ寄せ	4	2	0
	軽く目を閉じる	4	2	0
	強く目を閉じる	4	2	0
	片目つぶり	4	2	0
	鼻翼を動かす	4	2	0
	頬を膨らます	4	2	0
	イーと歯を見せる	4	2	0
	口笛	4	2	0
	口をへの字にまげる	4	2	0

文献　　2）日本顔面神経研究会編．顔面神経麻痺診療の手引－Bell 麻痺と Hunt 症候群－．B．顔面神経麻痺の診断．Ⅲ 顔面神経麻痺の評価．東京：金原出版；2011，p29-34.

3 速やかに頭部 CT を撮影する基準（成人）

　下記のいずれかに該当する成人頭部外傷（16 歳以上）では，速やかに頭部 CT を撮影する．重症外傷では JATEC の救急初期診療に従い，CT よりも呼吸循環の安定を優先し，頭部から骨盤までの外傷 pan-scan プロトコール（22-23 ページ参照）で撮影する．

1）来院時の意識が GCS 12 以下
2）受傷後 2 時間での意識が GCS 14 以下
3）頭蓋骨開放骨折または陥没骨折の疑い
4）頭蓋底骨折のサイン（鼓膜内出血，パンダの目，髄液耳漏・鼻漏，バトルサイン）
5）外傷後てんかん
6）神経学的局所障害
7）2 回以上の嘔吐
8）受傷時の意識消失または受傷後健忘があり，次のいずれかの場合
   • 65 歳以上
   • 血液凝固障害（易出血性の既往歴，血液凝固能の異常，抗凝固薬治療中）
   • 危険な受傷機転（歩行者または自転車×自動車の衝突事故，自動車からの車外放出，1 m または階段 5 段よりも高所からの落下）
   • 受傷直前から 30 分を超える逆行性健忘

JCOPY 498-06679

　NICE ガイドライン[1] では，1）〜7）に該当する場合は 1 時間以内の CT 撮影と，CT 施行後 1 時間以内の放射線読影レポートを推奨している．リアルタイムの放射線読影レポートが理想だが，少なくとも CT を撮影したら速やかに複数の医師により画像のチェックを行う．同ガイドライン[1] では，8）に該当する場合は 8 時間以内の CT 施行を推奨しているが，わが国の CT の availability を踏まえれば 1）〜7）と同程度の緊急性と考えてよいだろう．8）の危険な受傷機転は，わが国の重症以上と判断する受傷機転[2]（高エネルギー外傷）とほぼ同等だが，1 m または階段 5 段よりも高所からの落下を頭部外傷の危険な受傷機転とする NICE の基準は妥当であろう（わが国の救急搬送で重症と判断する受傷機転[2] は，5 m 以上の高所墜落）．

文献　1）National Clinical Guideline Centre, eds. Head Injury. Triage, assessment, investigation and early management of head injury in children, young people and adults. CG 176. 7.7.1 Assessment in the emergency department: imaging of the head. Recommendations and link to evidence (2014). Adults. National Institute for Health and Care Excellence. London, UK. 2014, p116-23. https://www.nice.org.uk/guidance/cg176/evidence/full-guideline-pdf-191719837
　　　2）財団法人救急振興財団企画調査課編集．救急搬送における重症度・緊急度判断基準委員会報告書．第 5　症状別重症度・緊急度判断基準．1 外傷．財団法人救急振興財団．東京．2004, p5. www.fasd.or.jp/tyousa/hanso01.pdf

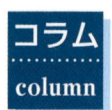

飲酒後酩酊患者に対する頭部 CT 撮影

　　発見時の状況や，頭部の視診・触診から頭部外傷が否定できないときは，速やかに頭部 CT を撮影する基準（成人）に従うべきである．例えば，いわゆる酔っ払いの暴れている頭部外傷患者（GCS 12; E3V4M5）では，速やかに頭部 CT で頭蓋内損傷の有無をチェックすべきである．

　　表 3 に鎮静目的のプロポフォール使用例を記すが，疼痛が強い多発外傷や，ショックを合併する外傷では，鎮静よりも鎮痛薬の使用を考慮する（19 ページ参照）．

表 3　頭部 CT 撮影時の鎮静薬使用例（成人）	
対象	単独頭部外傷，あるいは疼痛が軽度の多発外傷
条件	ショックではない
薬剤と使用量	プロポフォール（1%ディプリバン®，1%プロポフォール®　1A＝200 mg/20 mL） 0.5 mg/kg（＝体重 50 kg，2.5 mL）slow IV（2.5 mL/10 秒）追加投与可
注意点	呼吸抑制があればバッグバルブマスク換気

4 速やかに頭部 CT を撮影する基準（小児）

　下記のいずれかに該当する小児頭部外傷（15 歳以下）では，速やかに頭部 CT を撮影する．下線は成人の基準（6-7 ページ参照）との相違点.

1）来院時の意識が GCS 13 以下（乳児では意識清明でない場合）
2）受傷後 2 時間での意識が GCS 14 以下
3）頭蓋骨開放骨折または陥没骨折の疑い，あるいは大泉門の緊張
4）頭蓋底骨折のサイン（鼓膜内出血，パンダの目，髄液耳漏・鼻漏，バトルサイン）
5）外傷後てんかん（ただし痙攣発作の既往がないこと）
6）神経学的局所障害
7）1 歳未満では頭部に 5 cm を超える打撲傷，腫脹，あるいは挫創
8）偶発的事故による受傷ではない疑い
9）5 分を超える意識消失あるいは健忘（受傷後あるいは逆行性）
10）異常な傾眠
11）来院まで 3 回以上の連続しない嘔吐，あるいは来院後の嘔吐
12）危険な受傷機転（歩行者・自転車運転・自動車同乗にかかわらず高速走行での交通事故，3 m よりも高所からの落下，飛翔物や何らかの物体との高速での衝突）
13）30 分を超える逆行性健忘

　NICE ガイドライン[1] では，小児の頭部外傷患者に対しても 1)〜7) に該当する場合は，成人と同様に 1 時間以内の CT 撮影を推奨している．小児とくに乳幼児では意識レベルの評価が難しく，また急に重篤化する場合があるので，意識清明でない乳児や見当識障害を認める小児では速やかに頭部 CT 検査を行うべきである．同ガイドライン[1] では，9)〜13) は 2 項目以上で 1 時間以内の CT 撮影，1 項目のみ該当する場合は受傷後 4 時間以上の経過観察としているが，煩雑であり，わが国の CT 適応の現状を踏まえて 1)〜7) と同程度の緊急性とした．ただし，とくに乳幼児では放射線被曝によるリスクを考慮し[2]，安易な "念のため" の CT 撮影は避けるべきである．0〜1 歳の軽症頭部外傷で親から見て普段と様子が違う場合に，救急外来での経過や医師の経験，そして親の希望などをもとに，経過観察か CT かを判断するとした PECARN[3] のアルゴリズムは，現実的な対応として参考になる．なお年齢に関して，3 カ月未満の乳児ではより積極的に CT を考慮すべきとしている[3]．

文献　　1) National Clinical Guideline Centre, eds. Head Injury. Triage, assessment, investigation and early management of head injury in children, young people and adults. CG 176. 7.7.2 Assessment in the emergency department: imaging of the head. Recommendations and link to evidence (2014). Children and infants. National Institute for Health and Care Excellence. London, UK. 2014, p124-7. https://www.nice.org.uk/guidance/cg176/evidence/full-guideline-pdf-191719837
　　　　2) Pearce MS, et al. Radiation exposure from CT scans in childhood and subsequent risk of leukaemia and brain tumours: a retrospective cohort study. Lancet. 2012; 380: 499-505. doi: 10.1016/S0140-6736(12)60815-0.
　　　　3) Kuppermann N, et al. Identification of children at very low risk of clinically-important brain injuries after head trauma: a prospective cohort study. Lancet. 2009; 374: 1160-1170. doi: 10.1016/S0140-6736(09)61558-0.

JCOPY　498-06679

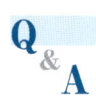

Q & A 乳幼児の意識レベルを GCS で判定するには？

　言語が未発達あるいは診察に協力が得られにくい乳幼児では，GCS の言語反応 V 5〜2 や，運動反応 M 6・5 の判定は難しい．乳幼児の意識レベルを GCS で判定する場合，開眼（E）については標準的な GCS を適用できるが，言語（V）と運動（M）反応については GCS に修正を加えたスケール（表4）を用いる．EVM 各スコアの患児の反応を，具体的にカルテに記すとよい．親から普段の様子との差異を聴取することも有用である．

表4　Glasgow Paediatric Coma Score[4]			
観察項目	乳児	幼児	スコア
E（開眼）	成人と同じ		4〜1
V（最良言語反応）	機嫌よい（バブバブ言ったり，ククッと喜ぶ）	見当識のある適切な会話	5
	易刺激性な啼泣	混乱した会話（成人と同じ）	4
	痛み刺激による啼泣	不適切な単語（成人と同じ）	3
	痛み刺激によるうめき声	意味不明な単語もしくは非特異的な発声	2
	無反応		1
M（最良運動反応）	自発的あるいは合目的的な動き	命令に従う（成人と同じ）	6
	触られると引っ込める動き	疼痛部位認識（成人と同じ）	5
	成人と同じ		4〜1

文献　4）Wilberger JE, Mao G. Traumatic Brain Injury. The Merck Manual for Health Care Professionals. Merck Sharp & Dohme Corp., NJ, USA. review/revision November 2017
https://www.merckmanuals.com/professional/injuries-poisoning/traumatic-brain-injury-tbi/traumatic-brain-injury-tbi
Holmes JF, et al. Performance of the pediatric Glasgow Coma Scale in children with blunt head trauma. Acad Emerg Med. 2005; 12: 814-9.

5 軽症頭部外傷の CT 検査適応除外基準

> 下記のすべてを満たせば頭部 CT の適応を除外できる.
>
> 1) 意識清明（GCS 15）かつ神経学的な異常がない
> 2) 短期記憶障害（健忘）がない
> 3) 薬物・アルコールの摂取がない
> 4) 鎖骨より上の外傷の身体所見を認めない
> 5) 年齢が 61 歳以上ではない
> 6) 痙攣をおこしていない
> 7) 頭痛がない
> 8) 嘔吐がない
> 9) 抗血小板薬あるいは抗凝固薬を内服中でない

　速やかに頭部 CT を撮影する基準（6-11 ページ参照）にあてはまらない軽症頭部外傷患者では，症状の診察，受傷から来院までの経過と既往歴の聴取，見当識の正しい診察による意識レベルの評価，神経学的および身体所見の診察を行い，頭部 CT の適応を判断する．とくに，自動車運転や同乗者の交通事故で，受傷機転が危険でない場合などでは，1)〜9) のすべてを満たせば，頭部 CT を施行しなくてもよい．

　2)〜8) の 7 つの臨床所見は，意識清明（GCS 15）かつ神経学的な異常がない軽症頭部外傷患者（意識消失あり）における頭部 CT の適応基準[1] として知られているが，これら 7 項目すべてに該当すると CT 有所見の感度は 100％，特異度は 24％であり，CT の施行を安全に制限できる "CT 適応除外基準" である．

文献　　1) Haydel MJ, et al. Indications for computed tomography in patients with minor head injury. N Engl J Med. 2000; 343: 100-5.

この検討では coagulopathy が評価項目から除外されているので，ワルファリン治療を受けている頭部外傷患者では受傷後 8 時間以内の CT 施行を推奨している NICE ガイドライン[2] に準拠し，抗血小板薬の内服中を含め CT 検査を考慮すべきである．

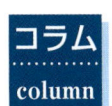

抗血小板薬にはどのようなものがあるか？

抗血小板薬あるいは抗凝固薬の内服歴の聴取は重要であるが，多くの薬剤名を救急初期診療と並行して調べることは，困難な場合も多い．表5に主な経口抗血小板薬の一覧を示す．抗凝固薬については 38-39 ページを参照のこと．そのほか，EPA 製剤（エパデール®，ソルラミン®）や PGI_2 誘導体（ドルナー®，プロスタサイクリン®，ケアロード LA®，ベラサス LA®）なども抗血小板作用を有する．

表5　主な抗血小板薬

一般名	商品名
アスピリン	バイアスピリン®，バファリン®，タケルダ®（ランソプラゾール配合）
クロピドグレル	プラビックス®
クロピドグレル＋アスピリン	コンプラビン®
サルポグレラート	アンプラーグ®
チクロピジン	パナルジン®，マイトジン®
シロスタゾール	プレタール OD®，プレトモール®，コートリズム®，シロシナミン®，ホルダゾール®
ベラプロスト	プロサイリン®，ベラサス LA®
プラスグレル	エフィエント®
チカグレロル	ブリリンタ®

文献　2) National Clinical Guideline Centre, eds. Head Injury. Triage, assessment, investigation and early management of head injury in children, young people and adults. CG 176. 7.7.1 Assessment in the emergency department: imaging of the head. Recommendations and link to evidence (2014). Adults. National Institute for Health and Care Excellence. London, UK. 2014, p120-3. https://www.nice.org.uk/guidance/cg176/evidence/full-guideline-pdf-191719837

6 重症頭部外傷の救急蘇生処置
1）外傷 primary survey

> JATEC [1] にしたがった ABCDE アプローチによる primary survey と蘇生を行う．重症頭部外傷（GCS≦8）では救急初療の段階で，気管挿管による気道確保と呼吸管理，循環維持と体温管理に努める．
>
> A，B: 酸素投与・頸椎カラー継続
> 　　　経口気管挿管（D の評価後に，プロポフォール鎮静下または RSI で）
> C: 　　細胞外液輸液
> D: 　　神経所見　①意識レベルの評価（GCS）
> 　　　　　　　　②瞳孔径と対光反射の診察
> 　　　　　　　　③運動麻痺と除脳・除皮質姿勢の有無の診察
> E: 　　高体温・低体温の是正（膀胱温 35.0〜37.0℃を目標）

　経口気管挿管の際には，深昏睡で顎関節が弛緩し容易に喉頭展開できる場合を除き，鎮静下で行う．表6に気管挿管目的のプロポフォール使用例と rapid sequence intubation（RSI）の薬剤使用例を記す．顔面外傷の合併など，挿管困難あるいは気道緊急の可能性がある症例では，RSI で自発呼吸を停止させてはならない．

文献　　1）日本外傷学会，日本救急学会監修．改訂第5版外傷初期診療ガイドライン．第1章 初期診療総論【初期診療の実際】．Primary survey と蘇生．東京: へるす出版; 2016. p5-13.

表6　気管挿管時のプロポフォール使用例と RSI 薬剤使用例（成人）	
対象	重症頭部外傷（GCS≦8）
条件	ショックではない
鎮静薬	プロポフォール（1%ディプリバン®, 1%プロポフォール® 1A=200 mg/20 mL） 2.0〜2.5 mg/kg（＝体重 50 kg, 10.0〜12.5 mL）slow IV（2.5 mL/10 秒）
RSI　鎮静薬	プロポフォール（上記）
RSI　筋弛緩薬	ロクロニウム（エスラックス® 1V=50 mg/5 mL） 0.6 mg/kg（＝体重 50 kg, 3 mL）IV

コラム
column

気管挿管時における喉頭展開の Cormack 分類

　喉頭展開で声門が完全に見えた場合を grade 1，喉頭蓋も声門も見えない場合を grade 4 の 4 段階に分類した Cormack 分類が，喉頭鏡を用いた直視下気管挿管の難易度として用いられている．grade 2 を 2a と 2b に分けた Modified Cormack-Lehane classification [2] を示す．挿管困難例は grade 1 と 2a では 5％未満であるが，grade 2b で 67.4％，grade 3 で 87.5％であったと報告されている（663 例中 grade 4 の該当例はなし）[2].

	grade 1	grade 2a	grade 2b	grade 3	grade 4
喉頭蓋 喉頭口					
	声門が完全に見える	声門が部分的に見える	披裂軟骨もしくは声帯の後部がわずかに見える	喉頭蓋のみ見える	喉頭蓋も声門も見えない

文献　2) Yentis SM, Lee DJ. Evaluation of an improved scoring system for the grading of direct laryngoscopy. Anaesthesia. 1998; 53(11): 1041-4.

I
救急診療

6 重症頭部外傷の救急蘇生処置
2）呼吸管理

気管挿管後は，動脈血液ガス分析を行い，レスピレーターの設定を調節する．頭部 CT を施行後は，TCDB 分類（30-31 ページ参照）にしたがい ICP 亢進の有無を推定し，$PaCO_2$ のコントロールを行う．ICP モニターの挿入後は，≧20 mmHg を ICP 亢進として管理する．

	頭部 CT 所見 （TCDB 分類）	PaO_2 (mmHg)	$PaCO_2$ (mmHg)
ICP 正常時	正常・swelling/shift/mass なし （Diffuse Ⅰ・Ⅱ）	>80	35〜45
ICP 亢進時	swelling・shift＞5 mm・mass＞25 cc （Diffuse Ⅲ・Ⅳ・mass lesion）		30〜35

呼吸管理では，損傷脳への酸素供給のために PaO_2 は 80 mmHg 以上に保つ．$PaCO_2$ は，脳血管の収縮による脳灌流低下を避けるため，ICP 亢進がない時は正常範囲内で管理し，ICP 亢進時でも 30 mmHg 未満とならないようにする[1]．

気管挿管後のレスピレーターの設定条件は，通常の初期設定とする（表7）．

表7 レスピレーターの初期設定条件（成人）

1 回換気量	8〜10 mL/kg
呼吸数	12 回/分*
酸素濃度	FiO_2 1.0

*重症頭部外傷の超急性期では，過換気による $PaCO_2$ の低下がもたらす脳虚血を避けなければならないため，呼吸数の設定に注意する．レスピレーターを装着するまでにバッグバルブマスクによる補助換気を行う場合でも，換気回数は 5 秒に 1 回（12 回/分）として，胸郭の動きが最小限確認できる換気量に留意する．

文献　1）日本脳神経外科学会，日本脳神経外傷学会監修．重症頭部外傷治療・管理のガイドライン第 3 版．2 初期治療．2-2 気道の確保と呼吸管理．東京: 医学書院; 2013. p15-8.

JCOPY 498-06679

　血液ガス分析で PaO_2 の低下がないことを確認し，FiO_2 を変更する．呼吸器疾患の既往，胸部外傷の合併，誤嚥などがなければ，通常は FiO_2 0.4〜0.5 に変更可能である．頭部 CT 施行後は，血液ガス分析で $PaCO_2$ が目標値から外れている場合は，自発呼吸が保たれていてもレスピレーター管理として呼吸数を変更し，換気量を調節する必要がある．$EtCO_2$ モニターを装着して，連続的に $PaCO_2$ を管理する（125 ページ参照）．

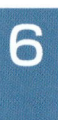

6 重症頭部外傷の救急蘇生処置
3）初期輸液と循環管理

脳灌流を維持するため，収縮期血圧（SBP）＞120 mmHg を保つ[1].

	初期輸液と輸液速度
SBP＞120 mmHg	細胞外液　60 mL /時
SBP≦120 mmHg	細胞外液　急速輸液
出血性ショックの合併	細胞外液　急速輸液 RBC-LR 輸血

　脳組織への酸素供給の観点から，重症頭部外傷を合併する多発外傷の出血性ショック症例に対しては，O 型 Rh⁺の赤血球液（RBC-LR）を用いた異型緊急輸血を積極的に検討する（事前に massive transfusion protocol を定めておくことが望ましい）．SBP≦120 mmHg で細胞外液の急速輸液を開始した場合でも，SBP＞120 mmHg が得られれば速やかに輸液速度を下げて，大量輸液による脳浮腫や希釈性の凝固障害を避ける．500～1,000 mL の急速輸液で SBP＞120 mmHg が得られなければ，早期に RBC-LR 輸血の適応を検討するとともに，ICP センサーを挿入して脳灌流圧（CPP）を指標とした循環管理を行う．

文献　　1）日本脳神経外科学会，日本脳神経外傷学会監修．重症頭部外傷治療・管理のガイドライン　第3版．2 初期治療．2-3 循環管理．東京：医学書院；2013. p18-21.

救急初期診療における重症頭部外傷患者の高血圧への対処

　重症頭部外傷患者の高血圧がどこまで許容されるかについて，明らかな指標はない[2]．痛みや ICP 亢進による不穏・体動に伴う血圧上昇の場合が多く，鎮静・鎮痛薬の投与（表8）や ICP 亢進に対する対処を優先する．安易に降圧薬を投与すると，ICP が亢進している場合に CPP の低下を招き，血圧の低下とともに急速に意識レベルも低下してしまう．徐脈を伴う高血圧で Cushing 現象が疑われる場合は，直ちに脳ヘルニア徴候の診察（20-21 ページ参照）を繰り返す．

表8　重症頭部外傷患者の不穏・体動に対する鎮静・鎮痛薬の使用例（成人）	
鎮静薬	プロポフォール（1%ディプリバン®，1%プロポフォール® 1 A＝200 mg/20 mL，1V＝500 mg/50 mL，1,000mg/ 100 mL） • 初回 0.5 mg/kg（＝体重 50 kg，2.5 mL）slow IV（2.5 mL/10 秒）追加投与可 • 維持 0.3〜3.0 mg/kg/ 時（＝体重 50 kg，1.5〜15.0 mL/ 時）持続 IV
鎮痛薬	フェンタニル（フェンタニル注射液® 1A＝100 μg/2 mL） • 初回 1〜2 μg/kg（＝体重 50 kg，1〜2 mL）slow IV • 維持 1〜2 μg/kg/ 時（フェンタニル注射液® 3A＝6 mL＋生食 18 mL で全量 24 mL とする＝体重 50 kg，4〜8 mL/ 時）持続 IV

文献　　2）日本脳神経外科学会，日本脳神経外傷学会監修．重症頭部外傷治療・管理のガイドライン 第 3 版．2 初期治療．2-3 循環管理．東京: 医学書院; 2013. p18-21.

6 重症頭部外傷の救急蘇生処置
4) 脳ヘルニア徴候の診察と緊急処置

下記のいずれかに該当する脳ヘルニア徴候を認めた場合は，直ちに脳蘇生の緊急処置を行うとともに頭部CTを施行し，病巣診断が得られ次第，手術適応を判断する．

1) 瞳孔散大（片側または両側）
2) 対光反射の非対称性
3) 除脳姿勢もしくは除皮質姿勢
4) 神経所見の進行性増悪（GCSスコア2以上の悪化など）

緊急処置[1]　①一時的過換気（$PaCO_2$ 25〜30 mmHg）
　　　　　　②20%マンニトール（マンニットール® 1V＝300 mL＝60 g）
　　　　　　マンニトール1 g/kg（＝体重60 kg，300 mL）急速DIV

　脳ヘルニア徴候を認めた場合でも，前述した呼吸・循環管理が最優先される．緊急処置の①一時的過換気は，非手術的治療と判断された場合では直ちに中止し，$PaCO_2$ 30〜35 mmHgにコントロールする（16-17ページ参照）．緊急で減圧開頭術を待つ間は，$PaCO_2$ 25〜30 mmHgの管理を継続する場合もある．緊急処置の②と同量のマンニトールを追加DIVしてもよい．緊急処置の①②に対する反応の有無も，緊急減圧開頭術の適応を判断する一つの基準となる．

　マンニトールは急速な利尿作用があるので，尿道カテーテルの留置を行う．なお，20%マンニトール（マンニットール®）が冬期室温で結晶を析出した場合は，70℃以下で湯煎して加温溶解してから使用する．

文献　　1) 日本脳神経外科学会，日本脳神経外傷学会監修．重症頭部外傷治療・管理のガイドライン第3版．2初期治療．2-2気道の確保と呼吸管理．2-4切迫脳ヘルニアの認識と対処．東京：医学書院；2013. p15-8, 21-3.

Q&A 「切迫する D」と「切迫脳ヘルニア」の違いは？

　JATEC の primary survey において，生命を脅かす頭蓋内病変を疑う神経症状と身体所見を認めた場合を，dysfunction of CNS が切迫している状態との意味から「切迫する D」とよび[2]，「切迫脳ヘルニア」よりも広い概念である．すなわち，脳ヘルニア徴候を伴う意識障害のほか，GCS スコア 2 以上の急激な意識レベルの低下や，GCS≦8 のいずれかの所見により「切迫する D」と判断する．なお JATEC では，瞳孔不同，片麻痺，Cushing 現象（19 ページ参照）を脳ヘルニア徴候としている[2]．一方，日本脳神経外科学会の重症頭部外傷治療・管理のガイドライン[3] では，GCS ≦ 8，GCS スコアで 2 以上の急速な悪化，瞳孔不同，片麻痺などを認めた場合には「切迫脳ヘルニアを疑う」としている．

文献　2）日本外傷学会，日本救急医学会監修．改訂第 5 版外傷初期診療ガイドライン．第 4 章 外傷と意識障害．Ⅱ 意識障害患者の評価．5.「切迫する D」の判断，6.「切迫する D」への対応．東京：へるす出版；2016, p69-70.

　　　　3）日本脳神経外科学会，日本脳神経外傷学会監修．重症頭部外傷治療・管理のガイドライン第 3 版．2 初期治療．2-4 切迫脳ヘルニアの認識と対処．東京：医学書院；2013, p21-3.

1 外傷 pan-scan の適応

> 　下記のいずれかに該当する鈍的外傷患者では，頸部から頭部までの単純CT に引き続き，全身の造影 CT を動脈早期相と平衡相の 2 つのタイミングで行う．
>
> 1）外傷患者の受傷機転が高エネルギー（表 10）の場合
> 2）外傷患者の受傷機転が不明で意識障害を伴う場合
> 3）頭部外傷患者でショックを伴う場合（ショックの原因が閉塞性もしくは神経原性であることが明らかな場合を除く）
> 4）頭部外傷患者で FAST 陽性（疑いを含む）の場合

　外傷 pan-scan は，JATEC[1]・JETEC[2] では全身 CT（trauma pan-scan）とよんでいる．頭頸部の単純 CT を施行してから体幹部の extravasation を検索するためダイナミック CT を行い，さらに平衡相のタイミングでスキャンする．あらかじめ，施設でプロトコールを定めておくとよい（表 9）．採血結果で腎機能障害がないことを確認してから造影剤を使用するか，採血結果を待たずに外傷 pan-scan を行うかは，緊急度判断による．水平断 thin slice でスキャンし，必要に応じて再構成画像をオーダーする（頭蓋底〜頸椎の冠状断と矢状断は必須）．

文献　　1）日本外傷学会，日本救急医学会監修．改訂第 5 版外傷初期診療ガイドライン．第 17 章 Trauma Imaging．Ⅲ CT 検査．東京：へるす出版；2016. p228-32.
　　　　2）日本外傷学会監修．外傷専門診療ガイドライン改訂第 2 版．第 3 章外傷治療戦略と戦術．2 外傷診療戦略における CT の役割．Ⅱ CT と読影の実際．1. CT の適応と撮影プロトコルの考え方．東京：へるす出版；2018. p76-7.

表9 外傷 pan-scan のプロトコール例

	スキャン範囲		タイミング
	頭蓋底〜頸部外傷の所見*なし	頭蓋底〜頸部外傷の所見*あり	
単純（非造影）	頸部〜頭部	頸部〜頭部	—
動脈相	胸部〜骨盤	頭蓋底〜骨盤	3 mL/秒で造影剤注入後，ボーラストラッキング法でスキャン開始
平衡相	胸部〜骨盤	胸部〜骨盤（ただし，顔面外傷の extravasation の検索目的では顔面を含む）	造影剤注入開始から，100〜110 秒後

*頭蓋底骨折のサイン（鼓膜内出血，パンダの目，髄液耳漏・鼻漏，バトルサイン），
鼻腔・耳孔・口腔からの持続性出血，顔面の変形，頸部の鋭的外傷，頸椎損傷など

受傷機転を高エネルギーと判断する基準

　救急搬送においては，生理学的評価，解剖学的評価，および受傷機転から，救急隊員が傷病者の重症度・緊急度を判断している．表10に重症以上と判断される受傷機転 3) を示す．救急初療においても，この基準に準じて，高エネルギー外傷を判断する．

表10 鈍的外傷患者の受傷機転の重症（高エネルギー外傷）判断基準

高所墜落	高さ約 5 m 以上
圧迫・挟まれ事故	機械器具に巻き込まれた 体幹部が挟まれた
自動車運転・同乗	車外に放り出された 同乗者の死亡 救出に 20 分以上要した 車の横転 車が高度に損傷している
歩行者，自転車・バイクの運転	車にひかれた 5 m 以上跳ね飛ばされた 転倒したバイクと運転者の距離が離れている 歩行者・自転車に自動車が衝突

文献　3) 救急振興財団企画調査課編集．救急搬送における重症度・緊急度判断基準委員会報告書．
第 5 症状別重症度・緊急度判断基準．1 外傷．財団法人救急振興財団．東京．2004, p5.
http://www.fasd.or.jp/tyousa/hanso01.pdf
東京都．傷病者の搬送及び受入れに関する実施基準．外傷観察カード＜東京消防庁＞．
2010 年 3 月策定，2017 年 9 月改正．
http://www.tfd.metro.tokyo.jp/kk/syobyo/syobyo_bekki.pdf

2 CT 読影ポイント（直接所見と間接所見）

　頭蓋内損傷の CT 所見は，下記のポイントにしたがって読影し，手術適応を判断（32-34 ページ参照）し治療方針を決定する.

【直接所見】

Density	形状	場所と左右の別	大きさ	診断
HDA	凸レンズ型	前頭・頭頂・側頭・後頭・後頭蓋窩	最大厚 (1.5 cm≒25 cm³)	急性硬膜外血腫
HDA	三日月形	大脳半球（穹窿部）・大脳半球間裂・後頭蓋窩	最大厚 (1.0 cm≒25 cm³)	急性硬膜下血腫
HDA/salt & pepper	脳実質内	前頭・頭頂・側頭・後頭・後頭蓋窩	直径 (3.5 cm≒25 cm³)	外傷性脳内血腫/脳挫傷
淡い HDA	Mass effect なし	脳溝・シルビウス裂・脳槽・小脳テント上*		外傷性クモ膜下出血

*小脳テント上に広がる淡い HDA は，解剖学的（放射線診断学的）には急性硬膜下血腫の場合も多い.

【間接所見】

	測定	判定基準〔TCDB 分類 30-31 ページ参照〕
Midline shift	モンロー孔レベルの透明中隔	左/右への偏移幅 5 mm 以上〔Diffuse Ⅳ (shift) or Mass〕
脳槽の描出	中脳レベルの脳底部脳槽	圧排（部分的消失）・消失〔Diffuse Ⅲ (swelling) or Mass〕

JCOPY 498-06679

　5 mm スライス厚の脳実質条件で，まず頭蓋内について①血腫あるいは出血の場所と大きさ（直接所見），② midline shift の有無と程度，③脳槽の描出の圧排や消失の有無，の3ステップで読影する．頭部軟部組織の腫脹から打撲部位を推定し，その直下の coup injury と対側の contra-coup injury（特に後頭部打撲に対する前頭葉の脳挫傷）を見落とさないようにする．次いで thin slice の骨条件で骨折の有無を見るが，特に打撲部位の直下の線状骨折を注意深く読影する．最後に thin slice の脳実質条件で，小さな気脳症の見落としがないかチェックする．5 mm スライス厚の画像で1スライスのみで認められた所見は，thin slice の脳実質条件で前後のスライスを見て，連続した所見であることを確認する．

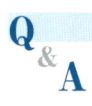

骨折線のほかに頭蓋底骨折や眼窩底骨折を疑う所見は？

　気脳症があれば頭蓋底骨折を疑う．副鼻腔や乳突蜂巣内の出血も，頭蓋底骨折や眼窩底骨折（60-61 ページ参照）を疑う所見である（表11）．前頭蓋底骨折・眼窩底骨折を疑えば矢状断と冠状断の再構成画像をオーダーし，側頭骨（錐体骨）骨折の疑いに対しては，CT 再検の際に左右の側頭骨ターゲット CT を追加する．

表 11　頭蓋底骨折や眼窩底骨折を疑う頭部 CT 所見

骨折部位	骨折に伴う出血の所見
前頭蓋底骨折	前頭洞・篩骨洞・蝶形骨洞内に isodensity のニボー形成*
眼窩底骨折	受傷側の上顎洞内に isodensity のニボー形成
側頭骨（錐体骨）骨折	受傷側の乳突蜂巣内に isodensity の含気低下

＊副鼻腔炎に伴う膿瘍貯留では，粘膜の肥厚を伴う．

頭部 CT の midline shift と脳槽の描出の見かた[1]

① Midline shift

モンロー孔のレベルの水平断で，透明中隔の正中からのシフト幅を計測する．

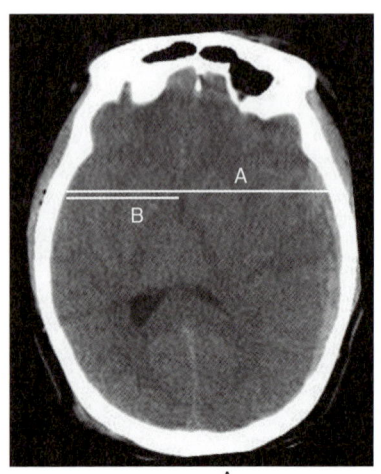

計算法: Midline shift$=\dfrac{A}{2}-B$

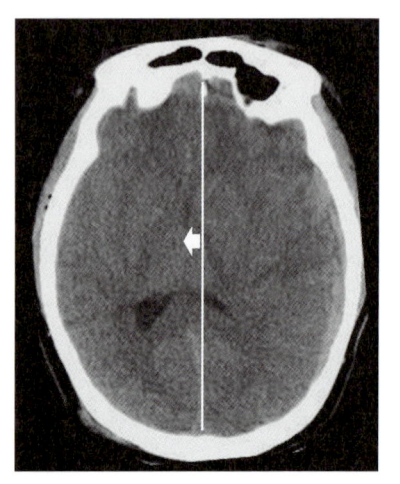

簡便法: 大脳鎌の前頭と後頭の付着部を結ぶ線からのシフト幅

文献　1) Brain Trauma Foundation. Guidelines for the surgical management of traumatic brain injury. Appendix II: evaluation of relevant computed tomographic scan findings. Neurosurgery. 2006; 52(3 suppl): S62.
https://braintrauma.org/uploads/01/13/Guidleines_for_the_Surgical_Management_of_TBI.pdf

② 脳槽所見

中脳レベルの水平断で，脳底部脳槽（四丘体槽）の圧迫もしくは消失の有無を評価する．

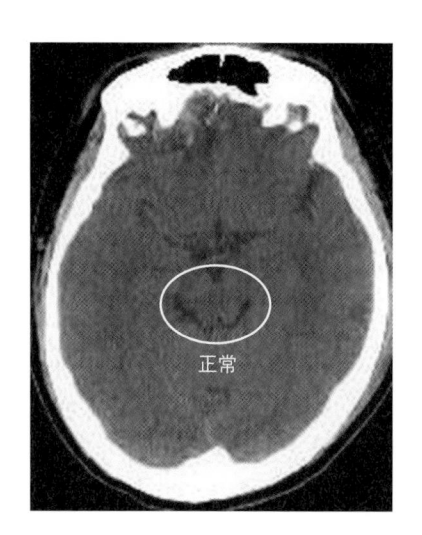
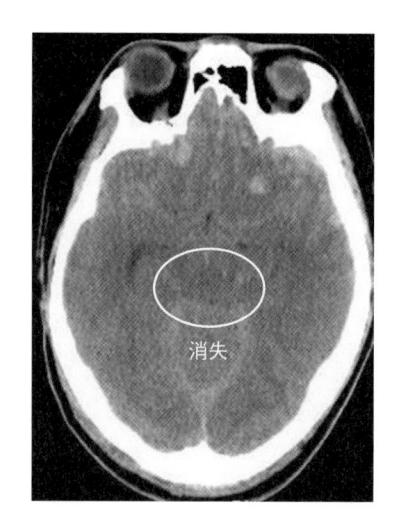

3 CT による血腫量の計測

　頭部 CT 水平断の血腫が最も大きいスライスで，外傷性脳内血腫では長径と短径（cm），急性硬膜外血腫では最大厚と前後径（cm）を計測し，thin slice（1.25 mm 厚など）のスライス数もしくは冠状断再構成画像から体軸方向の径（上下径）を算出する．硬膜下血腫は円蓋部（穹窿部）に広がるので，脳表上の前後径と上下径をそれぞれ 10 cm で近似すれば，最大厚の計測のみで血腫量を概算できる．

	体積の計算式	血腫量（cm³）の近似式
外傷性脳内血腫	$\dfrac{4}{3}\pi \times \dfrac{長径}{2} \times \dfrac{短径}{2}$ $\times \dfrac{スライス数 \times スライス厚}{2}$	$\dfrac{1}{2} \times 長径 \times 短径$ $\times（スライス数 \times スライス厚）$
硬膜外血腫	$\dfrac{4}{3}\pi \times \dfrac{最大厚}{2} \times \dfrac{前後径}{2}$ $\times \dfrac{スライス数 \times スライス厚}{2}$	$\dfrac{1}{2} \times 最大厚 \times 前後径$ $\times（スライス数 \times スライス厚）$
硬膜下血腫	$\dfrac{1}{3}\pi \times 最大厚 \times$ $\dfrac{脳表上の前後径 \times 上下径}{2 \times 2}$	$\dfrac{1}{4} \times 最大厚 \times（脳表上の前後径 \times$ 上下径）$\fallingdotseq 25 \times 最大厚$

JCOPY 498-06679

　外傷性脳内血腫は楕円体として算出する．Thin slice の水平断が得られていないときは，血腫量が少ないスライスをカウントしないなどの調整を行わなければならない[1]．中硬膜動脈を出血源とする円蓋部の急性硬膜外血腫も楕円体として算出できるが，上矢状静脈洞や横静脈洞を越える不整型の平たい血腫では，矢状断と冠状断の再構成画像をもとに血腫量を計算する．急性硬膜下血腫のほとんどは円蓋部に広がるので，平たい円錐に近似することができる．

　正確な血腫量の算出よりも，TCDB 分類（30-31 ページ参照）の mass lesion の基準となる 25 cm^3，および手術適応判断（32-34 ページ参照）の基準として急性硬膜外血腫では 30 cm^3，外傷性脳内血腫では 50 cm^3 以上の血腫量があるかが重要である．

文献　1) Brain Trauma Foundation. Guidelines for the surgical management of traumatic brain injury. Appendix I: post-traumatic mass volume measurement in traumatic brain injury patients. Neurosurgery. 2006; 52(3 suppl): S61.
https://braintrauma.org/uploads/01/13/Guidleines_for_the_Surgical_Management_of_TBI.pdf

4 Traumatic Coma Data Bank（TCDB）のCT分類

　頭蓋内損傷の所見は，TCDB分類[1]により評価する．TCDB分類のDiffuse injury Ⅲ・Ⅳおよびmass lesionは，ICP亢進を示唆する所見として重要である．

Category	25 cm³ 以上の高/等吸収域	5 mm 以上の midline shift	脳槽の圧迫/消失
Diffuse injury Ⅰ	CTでは頭蓋内病変を認めず		
Diffuse injury Ⅱ	－	－	－
Diffuse injury Ⅲ（swelling）	－	－	＋
Diffuse injury Ⅳ（shift）	－	＋	
Nonevacuated mass lesion	＋		
Evacuated mass lesion	手術で除去されたなんらかの病変		

　まず，直接所見（24-25ページ参照）として頭蓋内に高吸収域あるいは挫傷性変化としてのsalt and pepperの領域の体積を計算し（28-29ページ参照），25 cm³以上あれば"mass lesion"に分類する．次いで間接所見（24-27ページ参照）として，モンロー孔レベルの水平断で5 mm以上のmidline shiftがあれば"Diffuse injury Ⅳ（shift）"，中脳レベルの水平断で脳底部脳槽（四丘体槽）の圧排（部分的消失）や消失の所見があれば"Diffuse injury Ⅲ（swelling）"に分類する．これらの所見はないが頭蓋内損傷が認められれば，"Diffuse injury Ⅱ"となる．外傷性クモ膜下出血や少量の血腫などが"Diffuse injury Ⅱ"に該当する．

　脳底槽の圧迫・消失や5mmを超えるmidline shiftに加えて，硬膜外血腫や脳

文献　　1）　Marshall LF, et al. A new classification of head injury based on computed tomography. J Neurosurg. 1991; 75: S14-S20.

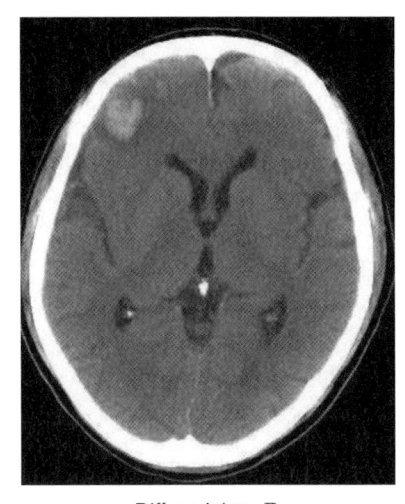

Diffuse injury Ⅱ

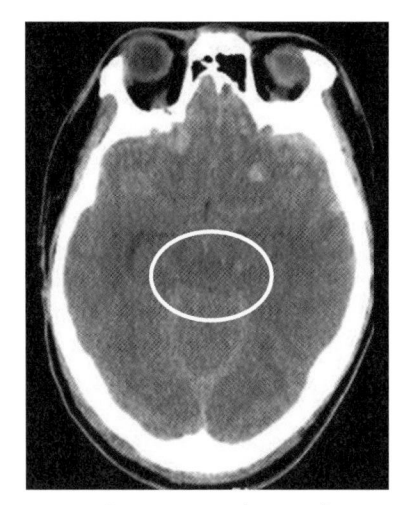

Diffuse injury Ⅲ（swelling）

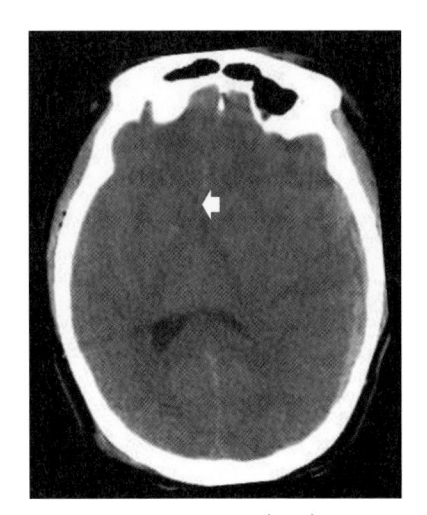

Diffuse injury Ⅳ（shift）

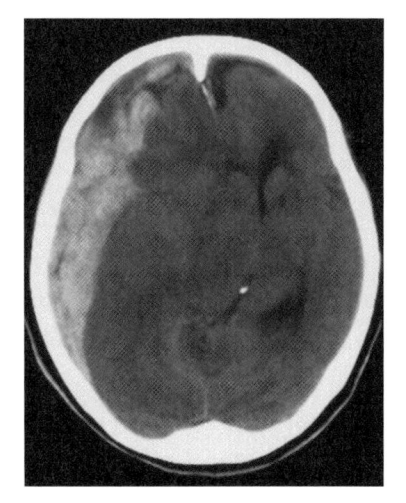

Nonevacuated mass lesion

室内・クモ膜下出血の存在をスコア化した Rotterdam CT 分類は，6 カ月後の死亡率に相関するとされている[2].

文献　2）Maas AI, et al. Prediction of outcome in traumatic brain injury with computed tomographic characteristics: a comparison between the computed tomographic classification and combinations of computed tomographic predictors. Neurosurgery. 2005; 57: 1173-82.

5 外傷性頭蓋内血腫に対する手術適応

　手術適応は時期を逸することなく，迅速で的確な判断が求められる．主として米国のガイドライン[1] に基づいて作成した手術適応基準を示す．

	手術適応基準（下記のいずれか）	手術時期
急性硬膜外血腫	• 血腫≧30 cm³（GCS スコアにかかわらず） • 相対適応: 厚さ≧15 mm，midline shift ≧5 mm，GCS≦8，局所神経症状あり	瞳孔不同を伴う GCS 8 以下では直ちに
急性硬膜下血腫	• 最大厚≧10 mm • Midline shift≧5 mm • GCS≦8 で GCS スコア 2 以上の悪化	直ちに
外傷性脳内血腫	• 神経症状の進行性悪化 • ICP が制御不能（30 mmHg 以上） • 血腫 50 cm³（≒直径 4.5 cm）以上 • GCS 6〜8 の前頭葉 or 側頭葉血腫量≧ 20 cm³（≒直径 3〜3.5 cm）で，midline shift≧5 mm and/or 脳槽圧排所見	直ちに

文献　1) Brain Trauma Foundation. Guidelines for the surgical management of traumatic brain injury. Surgical management of acute epidural hematomas. Surgical management of acute subdural hematomas. Surgical management of traumatic parenchymal lesions. Neurosurgery. 2006; 52(3 suppl): S7-46.
https://braintrauma.org/uploads/01/13/Guidleines_for_the_Surgical_Management_of_TBI.pdf

JCOPY 498-06679

　急性硬膜外血腫では，経過中に両側瞳孔散大や呼吸停止をきたした症例でも絶対予後不良ではないとされている．急性硬膜下血腫では，脳幹機能が停止し長時間経過した症例では通常手術適応外とされるが，最重症例において手術適応外とする基準は，施設であらかじめ目安を定めておくことが望ましい．外傷性脳内血腫では，血腫の増大や挫傷性浮腫の進行により神経症状が進行性に悪化する場合が多く，手術に踏み切るタイミングが遅れないように注意する．

Q&A 日米の手術適応ガイドラインの違いは？

　日本脳神経外傷学会のガイドライン[2]と，米国 Brain Trauma Foundation のガイドライン[3]の比較を表 12 に示す．日米のガイドラインで手術適応基準の多くは一致するが，米国ガイドラインのほうが記載はより明解で，とくに外傷性脳内血腫に対する手術適応基準が詳細に記されており，実際の症例の治療方針決定に際して参考となる．

文献　　2)　日本脳神経外科学会，日本脳神経外傷学会監修．重症頭部外傷治療・管理のガイドライン第 3 版．5 手術適応と手術方法．5-4 急性硬膜外血腫．5-5 急性硬膜下血腫．5-6 脳内血腫，脳挫傷．東京: 医学書院; 2013.
　　　　3)　Brain Trauma Foundation. Guidelines for the surgical management of traumatic brain injury. Surgical management of acute epidural hematomas. Surgical management of acute subdural hematomas. Surgical management of traumatic parenchymal lesions. Neurosurgery. 2006; 52(3 suppl): S7-46.
　　　　　　https://braintrauma.org/uploads/01/13/Guidleines_for_the_Surgical_Management_of_TBI.pdf

表 12　外傷性頭蓋内血腫手術適応基準の日米ガイドライン比較

	手術適応基準（下記のいずれか）	
	日本（2013 年）[2]	米国（2006 年）[3]
急性硬膜外血腫	• 厚さ≧ 1〜2 cm • 血腫≧ 20〜30 mL（後頭蓋窩は 15〜20 mL 以上） • 合併血腫の存在時 • 切迫脳ヘルニア • 神経症状の進行性悪化	• 血腫≧ 30 cm³（GCS スコアにかかわらず） • GCS＞8 で局所神経症状なく，血腫＜30 cm³ and 厚さ＜15 mm and midline shift＜5 mm では非手術的治療で管理可能（経時的な CT フォローと神経所見の厳重な経過観察）
急性硬膜下血腫	• 厚さ≧ 1 cm • 意識障害を呈し正中偏位≧ 5mm • 明らかな mass effect • 血腫による神経症状あり • 神経症状の急速な進行	• 最大厚≧10 mm または midline shift≧5 mm（GCS スコアにかかわらず） • GCS≦8 で GCS スコア 2 以上の悪化 and/or 瞳孔異常 and/or ICP＞20 mmHg
外傷性脳内血腫・脳挫傷	• 血腫や挫傷性浮腫により mass effect を呈し，神経症状が進行性に悪化もしくは頭蓋内圧が制御不能（≧30 mmHg） • 後頭蓋窩では第 4 脳室の変形・偏位・閉塞，あるいは脳底槽の圧排・消失，もしくは閉塞性水頭症の所見があり，神経症状を認める	• 頭蓋内損傷による神経症状の進行性悪化 • 頭蓋内圧が制御不能 • Mass effect あり • 血腫 50 cm³ 以上 • GCS 6〜8 の前頭葉 or 側頭葉血腫量≧20 cm³ で，midline shift≧5 mm and/or 脳槽圧排所見

6 頭部外傷の損傷分類（Gennarelli 分類）

　頭部軟部組織の損傷は，体表の外傷と同様に扱う．頭蓋骨および頭蓋内損傷については，Gennarelli 分類[1] が用いられることが多い．このほか CT 所見から"外傷性クモ膜下出血（脳表や脳裂・脳槽に薄く広がる淡い高吸収域）"，"外傷性脳室内出血（脳室内にニボーを形成する高吸収域）"が診断名として用いられることが多い.

カテゴリー	診断名	説明
頭蓋骨骨折	（いわゆる）頭蓋骨骨折	頭蓋円蓋部の線状骨折
	頭蓋骨陥没骨折	頭蓋円蓋部の陥没骨折
	頭蓋底骨折	前頭蓋底骨折および側頭骨（錐体骨）骨折
局所脳損傷	急性硬膜外血腫	—
	急性硬膜下血腫	—
	脳挫傷	両者とも"外傷性脳実質損傷"であるが，挫傷性浮腫と出血の混在が主体であれば"脳挫傷"，脳内血腫が主体であれば"外傷性脳内血腫"，もしくは両者の併記
	外傷性脳内血腫	
びまん性脳損傷	脳振盪	軽症びまん性脳損傷の臨床診断
	びまん性軸索損傷	重症びまん性脳損傷の病理診断だが，臨床的には意識障害が継続し，CT で意識障害を説明できる局所脳損傷の所見がない場合をいう

文献　1）Gennarelli TA: Emergency department management of head injuries. Emerg Med Clin North Am. 1984; 2: 749-60.
　　　寺本　明編. 脳神経外科診療ノート. 資料集. 頭部外傷の分類［Gennarelli］. 東京: 中外医学社; 2003. p235.

Gennarelli 分類の頭蓋骨骨折と局所脳損傷は CT 所見から診断される．びまん性脳損傷は頭部 CT で特徴的所見を示さず，臨床所見から診断される．

臨床的には，脳振盪は CT で頭蓋内に異常所見を認めないが，一過性の脳機能障害（意識消失，健忘など）を認めた場合をいう．びまん性軸索損傷は，Gennarelli の分類では [2]，受傷直後から 6 時間を超える意識消失（昏睡）が持続する場合をいうが，臨床的には遷延する脳機能障害を呈して，特徴的な MRI 所見を認めた場合に，びまん性軸索損傷と診断することが多い．びまん性軸索損傷の CT 所見は非特異的で，微小な脳実質内の高吸収域や外傷性クモ膜下出血，少量の脳室内出血を認めることがある．

$\underset{\&}{Q}\ A$ 脳振盪と診断する症状は？

とくにスポーツ外傷の分野で脳振盪をきたした場合の管理が重要であることが認識され [3]，近年では下記（表13）のような関連症状を含めて脳振盪の臨床診断を行うことが勧められる．

表13　脳振盪を疑う臨床所見 [3, 4]

徴候	意識消失，健忘，精神状態の変化，見当識障害，外傷後痙攣，記銘力障害，平衡感覚障害，視覚異常，しびれ感・感覚異常
症状	頭痛，めまい，嘔気・嘔吐，倦怠感・もやもや感，情緒不安定，イライラ感（易怒性），不眠，抑うつ，注意力の欠如

文献　2) Gennarelli TA. Cooper PR, eds. Head Injury. 3rd ed. Cerebral Concussion and Diffuse Brain Injuries. Baltimore: Lippincott Williams & Wilkins; 1993. p137-58.
　　　太田富雄総編集．脳神経外科学改訂12版．12章 頭部外傷．5 頭部外傷の分類．3. 病態による分類．京都: 金芳堂; 2016. p1867.
　　3) West TA, Marion DW. Current recommendations for the diagnosis and treatment of concussion in sport: a comparison of three new guidelines. J Neurotrauma. 2014; 31: 159-68.
　　4) 日本脳神経外科学会，日本脳神経外傷学会監修．重症頭部外傷治療・管理のガイドライン第3版．8 軽症・中等症頭部外傷への対処．8-1 基本的な治療方針．9 補遺．9-1 スポーツ頭部外傷．東京: 医学書院; 2013. p155-61, 167-72.

Q&A びまん性軸索損傷に特徴的な MRI 所見は？

　びまん性軸索損傷の CT 所見は明らかな異常が認められないか，認められたとしても非特異的な所見のため，画像診断には MRI が有用である（表 14）．ただし，手術適応はなく受傷後早期の治療法の決定には必要ないので，びまん性軸索損傷の臨床診断がなされた症例では，受傷後 7 日以内を目途に MRI を施行する[5]．

表 14	びまん性軸索損傷の MRI 所見	
部位	大脳深部病変	脳梁，放線冠，側脳室周囲の深部白質，大脳基底核など
	脳幹病変（脳幹障害を認める最重症例）	脳幹背側
所見	FLAIR・T2WI・DWI（拡散強調画像）	斑状〜楔状の高信号（限局的浮腫性変化）
	T2*WI	点〜斑状の明瞭な低信号（微小出血，ただし受傷数時間以内のオキシヘモグロビンは検出されない）

文献　5）日本脳神経外科学会，日本脳神経外傷学会監修．重症頭部外傷治療・管理のガイドライン　第 3 版．3 画像診断．東京：医学書院；2013. p25-33.

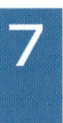

7 抗凝固薬・抗血小板薬内服中患者に対する対応

抗凝固薬・抗血小板薬内服中の成人頭部外傷患者で，初回 CT にて頭蓋内出血が認められた場合は，下記の対応を考慮する．

	受傷 6 時間以内の初回 CT で外傷性頭蓋内出血	フォローアップ CT で出血の増大あり
ワルファリン（ワーファリン®）	• ビタミン K 製剤（ケイツー N 10 mg® 1A＝10 mg/2 mL）10 mg IV および • プロトロンビン複合体（ケイセントラ® 1 V＝500 or 1,000 IU）25 IU/kg（＝体重 60 kg, 1,500 IU）IV/10 分 追加投与 PT-INR 4〜6 では 10 IU/kg IV/ 4 分 PI-INR ＞ 6 では 25 IU/kg IV/10 分 （30 分後 PT 採血）	再検 PT-INR ＞ 1.35 ならプロトロンビン複合体の初回投与量を追加
Xa 因子阻害薬：リバーロキサバン（イグザレルト®） アピキサバン（エリキュース®） エドキサバン（リクシアナ®）	• 内服後早期（3 時間以内）なら経口活性炭で除去 • 高リスク患者*では FFP（480 mL）1〜2 パック DIV もしくはプロトロンビン複合体（ケイセントラ®）考慮（保険適応外） • Andexanet alfa（日本未承認）	FFP（480 mL）1〜2 パック DIV もしくはプロトロンビン複合体を考慮（保険適応外）

（次ページへ続く）

抗トロンビン薬: ダビガトラン （プラザキサ®）	• イダルシズマブ（プリズバイン ド® 1V＝2.5 g/50 mL） 5 g DIV/10 分 or 急速 IV （5 分後 APTT 採血）	APTT 再延長あれ ばイダルシズマブ 5 g DIV の追加を 考慮
抗血小板薬	• 高リスク患者*では血小板 5〜10 単位 DIV	血小板　5〜10 単 位 DIV 追加

*高リスク患者（以下のいずれか）：年齢≧ 70，頭部 CT にて外傷性脳実質損傷の所見（脳実質内の HDA や salt & pepper），他の何らかの出血増大のリスク（出血性疾患の既往，最近の脳疾患の手術，SBP ≧ 180 mmHg など）

　ワルファリンに対する中和薬として，プロトロンビン複合体（ケイセントラ®）が 2017 年 9 月から使用可能となった．ビタミン K 製剤の IV には速効性はなく投与後約 3 時間を経て効果を発現するので[1]，PT 採血後にビタミン K 製剤とともにプロトロンビン複合体を投与する．PT の採血結果によって，追加投与の要否を判断する．プロトロンビン複合体の投与 30 分後には PT を再検し，フォローアップ CT で出血の増大を認めた場合に PT の短縮が不十分（PT-INR ＞1.35）であれば，初回投与量を追加する．

　DOAC に関しては，抗トロンビン薬ダビガトラン（プラザキサ®）の特異的拮抗薬であるイダルシズマブ（プリズバインド®）が開発され，2016 年 11 月から上市された．イダルシズマブ注射後 5 分以内に APTT はベースライン値に戻り，15 分以内に効果が発現するとされている[2]．一方，第 Xa 因子阻害薬の特異的拮抗薬は，現時点ではわが国で未認可であるが，2018 年 5 月に Andexanet alfa（AndexXa®）がリバーロキサバンとアピキサバンに対する初めての拮抗薬として米国 FDA により承認された[3]．

文献　1）ケイツー N 静注 10mg　エーザイ株式会社　添付文書．2012 年 9 月 3 日更新．http://www.info.pmda.go.jp/go/pack/3160401A6041_1_02/
　　　2）プリズバインド静注液 2.5g　エーザイ株式会社　添付文書．2016 年 11 月 18 日更新．http://www.info.pmda.go.jp/go/pack/3399412A1027_1_01/
　　　3）Heo YA: Andexanet Alfa: First Global Approval. Drugs. 2018; 78: 1049-55.

コラム column 心房細動の脳卒中に対するリスク層別化: CHADS$_2$ スコア

　米国の心房細動患者管理ガイドライン[4]では，虚血性脳卒中に対するリスクに基づいて抗凝固療法を行うことが推奨され，5項目の頭文字を示す CHADS$_2$ スコア（表15）が知られている．同ガイドラインではさらに項目を追加した CHA$_2$DS$_2$-VASc スコア（表15）をリスク評価に推奨しており，スコア2点以上でワルファリン，もしくは第 Xa 因子阻害薬や抗トロンビン薬による抗凝固療法を行うべきとしている．また，非弁膜症性心房細動で CHA$_2$DS$_2$-VASc スコア0点であれば，抗凝固療法を行わないことが合理的としている．

　わが国のガイドライン[5]では，CHADS$_2$ スコアを中心に CHA$_2$DS$_2$-VASc スコアの項目を追加した抗血栓療法の指針が示されている．

表15　心房細動のリスク評価スコア（CHADS$_2$, CHA$_2$DS$_2$-VASc スコア）

CHADS$_2$ スコア（最高点6）		CHA$_2$DS$_2$-VASc スコア（最高点9）	
項目	スコア	項目	スコア
うっ血性心不全	1	うっ血性心不全	1
高血圧	1	高血圧	1
年齢≧75 歳	1	年齢≧75 歳	2
糖尿病	1	糖尿病	1
脳卒中/TIA/血栓塞栓症の既往	2	脳卒中/TIA/血栓塞栓症の既往	2
		血管疾患の既往（心筋梗塞・末梢血管疾患，動脈プラーク）	1
		年齢 65〜74 歳	1
		女性	1

文献　4) January CT, et al. 2014 AHA/ACC/HRS guideline for the management of patients with atrial fibrillation: executive summary. J Am Coll Cardiol. 2014. doi: 10.1016/j.jacc. 2014.03. 021.
5) 日本循環器学会，日本心臓病学会，日本心電学会，日本不整脈学会　循環器病の診断と治療に関するガイドライン 2012 年度合同研究班: 心房細動治療（薬物）ガイドライン（2013年改訂版）. V.治療. 2.抗血栓療法の適応と方法. 2.1 心房細動における脳梗塞発症のリスク評価と抗血栓療法. p20-4. http://www.j-circ.or.jp/guideline/pdf/JCS2013_inoue_h.pdf

8 CTフォローアップのタイミング

CTフォローアップは，初回CTからの経過時間ではなく，受傷時刻からの経過時間に基づいて行う．

初回CT所見	CTフォローアップの適応とタイミング
CT所見にかかわらず	以下のいずれかでは直ちに • GCSスコア≧2の悪化（鎮静薬の投与開始による場合もCTチェックを行う） • 瞳孔異常の出現 • 麻痺の出現もしくは増悪
急性硬膜外血腫 急性硬膜下血腫	①受傷3時間後（初回CTが受傷後3時間経過している場合を除く） ②出血の増加あれば受傷6時間後 　出血の増加なければ翌日
外傷性脳内血腫/脳挫傷 外傷性クモ膜下出血	①受傷3時間後（意識・神経所見・症状に変化なければ省略可） ②受傷6時間後 ③出血の増加あればさらに3〜6時間後 　出血の増加なければ翌日
頭蓋内出血あり，かつ抗凝固薬もしくは抗血小板薬の内服中	①受傷3時間後（初回CTが受傷後3時間経過している場合を除く） ②受傷6時間後 ③出血の増加あればさらに3〜6時間後 　出血の増加なければ翌日

初回 CT を施行後，受傷から 3〜6 時間後までは救急医による経過観察を行うことを原則とする．初回 CT 後の CT フォローアップについてのガイドライン[1] の記載は少ないが，初回 CT で頭蓋内出血が認められた場合は数時間程度で CT を再検していることが多い．いわゆる talk and deteriorate の，血腫のタイプによるリスクと受傷後からの好発時間が報告されており[2]，とくに急性硬膜外血腫と高齢者の外傷性脳内血腫/脳挫傷で重症化のリスクが高い（表 16）．また，急性硬膜外/硬膜下血腫では重症化する症例のほとんどが受傷後 3 時間以内であるが，外傷性脳内血腫/脳挫傷のタイプではそれよりもやや遅れて重症化する傾向がある（表 16）．したがって，意識レベルの変化や神経所見の増悪がなくても，急性硬膜外/硬膜下血腫では受傷後 3 時間，外傷性脳内血腫/脳挫傷/外傷性クモ膜下出血では受傷後 6 時間が CT 再検の重要なタイミングとなる．なお，頭部外傷データバンク 2009 年の集計では，重症頭部外傷の 23％が救急搬入時の意識レベルは GCS 9 以上であったが，搬入後に重症化（意識レベルの低下もしくは CT 所見の悪化）していた[3]．

表 16　Talk and deteriorate の頻度と受傷からの時間[2]

	重症例に占める頻度	Talk & deteriorate 症例の deteriorate までの時間	
		≦3 時間	≦6 時間
急性硬膜外血腫	24%	79%	89%
急性硬膜下血腫	13%	81%	90%
外傷性脳内血腫 / 脳挫傷	14%（＞50 歳 22%）	53%	74%

文献
1）日本脳神経外科学会，日本脳神経外傷学会監修．重症頭部外傷治療・管理のガイドライン　第 3 版．3 画像診断．東京：医学書院；2013. p25-33.
2）川又達郎，他．Talk and deteriorate 86 症例の検討：臨床像，治療，転帰について．神経外傷 2002; 25: 205-9.
3）塩見直人，他．受傷後急性期に重症化した頭部外傷例の検討：頭部外傷データバンク［プロジェクト 2009］からの報告．神経外傷. 2013; 36: 67-75.

JCOPY　498-06679

Q&A フォローアップ CT で 3D-CT アンギオグラフィー（CTA）を追加するときは？

　フォローアップ CT では，初回 CT で認めた所見の変化と新規病変の出現の有無を単純 CT 水平断でチェックする．血管の評価が必要な場合には 3D-CTA を追加するが（表 17），造影 CT では脳表血管の造影効果と外傷性クモ膜下出血の所見が判別し難くなるので，単純 CT の撮影後に造影剤を投与することが望ましい．血管の評価目的には，MR アンギオグラフィーも有用である．

表 17　3D-CTA による早期の血管評価が必要な頭部外傷

目的	病歴・身体所見	初回 CT 所見
脳血管損傷合併の疑い[1]	• 頭蓋底骨折のサイン（6 ページ参照）	• 頭蓋底骨折 • 局所性またはびまん性の厚いクモ膜下出血
内因性の脳動脈瘤破裂クモ膜下出血との鑑別	• 受傷機転が軽微もしくは脳卒中が先行した可能性がある	• シルビウス裂や前頭葉大脳半球間裂に限局するクモ膜下出血，あるいは第 3 脳室や側脳室に鋳型状の脳室内出血

文献　1）日本脳神経外科学会，日本脳神経外傷学会監修．重症頭部外傷治療・管理のガイドライン第 3 版．5-8 外傷性頭頸部血管障害．東京：医学書院；2013. p96-106.

9 脊椎・脊髄損傷の評価
1) 診察と画像検査

　正確な所見がとれる場合では，診察と受傷機転から頸椎・頸髄の画像適応を判断する．以下のいずれかに該当する場合は正確な所見がとれないので[1]，頸椎・頸髄損傷を否定することはできない．

- 意識清明（GCS 15）でない（飲酒後を含む）
- 注意をそらすような他部位の激痛を伴う外傷がある．
- 認知機能が低下している高齢者や精神疾患患者，乳幼児など

診察	• 自覚症状：頸部痛（自発痛と運動時痛）と運動制限の有無 • 他覚所見：後頸部の圧痛の有無 • 神経学的所見： 　　損傷高位（運動・感覚障害）の診察（48-50 ページ参照）
画像検査	• 頭部〜頸椎 CT（頸椎 CT は冠状・矢状断再構成画像を作成） • 頸部 MRI（脊髄損傷を疑うとき）

　頭部外傷患者の初期診療では，脊椎・脊髄損傷の合併を常に念頭に置き，頸椎保護のため，原則として全例で頸椎硬性カラーを装着する．意識障害を伴う頭部外傷患者の搬入の際に，救急隊がバックボードを使用していない場合では（スクープストレッチャーなど），あらかじめストレッチャーの上にバックボードを用意しておく．脊椎・脊髄損傷に対する診察と画像検査による評価が終了するまでは，バックボードを用いて CT 検査台への移動を行う．画像検査では，頸椎 X 線 3 方向（正・側・開口位）よりも頸椎 CT を優先するが，頭部 CT の適応がない場合は，頸椎 X 線 3 方向もしくは頸椎 CT のどちらかを選択する．

　正確な所見がとれる場合で，診察所見や画像検査で異常がなく，受傷機転も高エネルギー外傷でなければ，頸椎カラーを解除する[1]．この際，頸部の運動時の

文献　　1）日本外傷学会，日本救急医学会監修．改訂第 5 版外傷初期診療ガイドライン．第 11 章 脊椎・脊髄外傷．VIII 頸椎固定解除基準．東京：へるす出版；2016. p169-70.

診察は，頸椎カラー除去の直前に行い，傷病者に自分で（能動的に）顔を左右上下に向けてもらう．初療時に頸椎カラーを除去できない場合（表18）では，翌日もしくは翌々日に再評価し，頸椎カラーを除去，砂嚢による固定，ソフトウレタン製カラー（ドルフ®ソフトなど），あるいはフィラデルフィアカラーへの交換，もしくはハローベストによる固定（頸椎固定術の術前固定として）を検討する．

表18　頸椎固定の継続が必要な場合
• 意識清明でないなど，正確な所見がとれない（44ページ参照）
• 正確な所見がとれても，診察所見や画像検査で頸椎・頸髄損傷の疑いが否定できない
• 正確な所見がとれて，診察所見や画像検査に異常がなくても，高エネルギー外傷（23ページ表10参照）の場合

9 脊椎・脊髄損傷の評価

2) 頸椎側面像（X線/CT再構成画像）の読影ポイント

- Alignment（4つのライン：①椎体前面，②椎体後面，③脊柱管後面，④棘突起）

項目	異常所見
ライン	滑らかな生理的ラインの消失
椎体のずれ	骨盤側に対して，上位の頸椎の前方または後方への偏位
脊柱管の狭窄	②と③の距離≦13mm

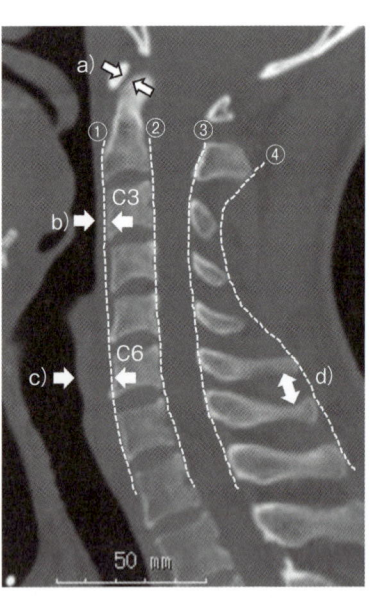

- Bone（椎体と棘突起）

項目	異常所見
骨の輪郭	輪郭の不連続（骨折）
椎体の形	前面の高さと後面の高さの差≧3mm
椎体の並び	上下の椎体のなす角度≧11°

- Cartilage（椎体の間隔）
- Distance of soft tissue（軟部組織の距離）

項目	異常所見
a) Atlanto-dens interval（ADI）	成人＞3mm，小児＞5mm
b) Retropharyngeal space：C2〜4レベル	＞7mm
c) Retrotracheal space：C6レベル	成人＞22mm，小児＞14mm
d) 棘突起間の開き	扇型の広がり（fanning）

　頸椎 X 線側面像あるいは頸椎 CT 矢状断画像は，A，B，C，D の順に系統的に読影する[1]．頸椎 CT 矢状断画像は，水平断 raw data の再構成であるから，疑わしい所見（アーティファクトや体動など）については，水平断の thin slice 画像とあわせて判断する．

　Alignment の評価において，上下の隣り合う椎体の前後方向へのずれは，椎間関節の亜脱臼もしくは脱臼を示唆する．上位椎体が下位椎体に対して 50％以上前方に変位している場合は，両側の下関節突起が下位の上関節突起を乗り越えている所見で，脊髄の圧迫介助を目的とした緊急整復術の適応を判断する必要がある．椎体の前方へのずれが 25〜50％ならば，片側の椎間関節脱臼を疑う．

　Bone の評価では，骨皮質の連続性に注意して，椎体と棘突起の輪郭の不連続があれば骨折を疑う．椎体前方では，隅角の剥離骨折（chip fracture）や，涙滴状の分離骨折（tear drop fracture）を認めることがある．椎体の前面が後面に比べて 3 mm 以上つぶれている場合は，過屈曲による圧迫骨折を疑う．また，上下の椎体の並びが傾いて前方が 11°以上開いている場合は，過伸展による前縦靱帯と椎間板前方線維輪の断裂を疑う．

　軟部組織の距離の計測において，ADI の拡大は環椎横靱帯の断裂による環軸椎亜脱臼・脱臼（環椎の前方脱臼）の所見である．水平断の元画像でも計測し確認する．Retropharyngeal space や retrotracheal space の拡大は，靱帯を含む軟部組織の損傷や骨傷に伴う出血を示唆する．椎体後面に沿って上下に伸びる石灰化の陰影は，後縦靱帯の骨化を示し，脊柱管の狭小化の原因となる．水平断で確認して脊髄圧迫が

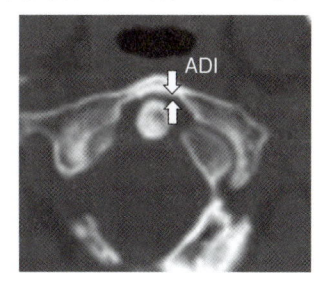

疑われれば，骨傷がなくても過伸展外力による脊髄損傷（特に中心性脊髄損傷 51 ページ参照）のリスクが高く，注意深く神経所見の診察を行わなければならない．

　頸部 MRI の適応は診察所見から脊髄損傷を疑う場合であるが（44-45 ページ参照），意識障害患者などでは正確な所見が取れず脊髄損傷を否定することができないため，頸椎 CT で異常所見があれば MRI を考慮するべきである．

文献　　1）日本外傷学会，日本救急医学会監修．改訂第 5 版外傷初期診療ガイドライン．第 11 章 脊椎・脊髄外傷．技能 11-1　頸椎 X 線読影．東京：へるす出版；2016. p.172-3.

9 脊椎・脊髄損傷の評価

3）損傷高位（運動・感覚障害）の診察

Key muscle の運動と key sensory points の感覚（light touch と pin prick）を診察し，ASIA sheet [1] に記入する．運動は MMT（4 ページ参照）で，感覚は 0（消失）〜2（正常）の 3 段階で評価し，肛門については肛門周囲を触れたときの肛門収縮の観察，および肛門括約筋の緊張を触診する．正常な知覚と運動機能（MMT で 3 以上）が維持されている最も尾側の髄節レベルを，脊髄の損傷高位として表す．

Key Muscles		Key Sensory Points	
		C 4	肩鎖関節
C 5	肘の屈曲	C 5	三角筋
C 6	手首の伸展	C 6	母指
C 7	肘の伸展	C 7	中指
C 8	指の屈曲	C 8	小指
T 1	小指の外転		
		T 4	乳頭
		T 8	剣状突起
		T 10	臍
		T 12	恥骨
L 2	股関節の屈曲		
L 3	膝の伸展		
L 4	足関節の背屈	L 4	下腿内側
L 5	第 2 趾の伸展		
S 1	足底の屈曲	S 1	足外側
		S 4・5	肛門周囲

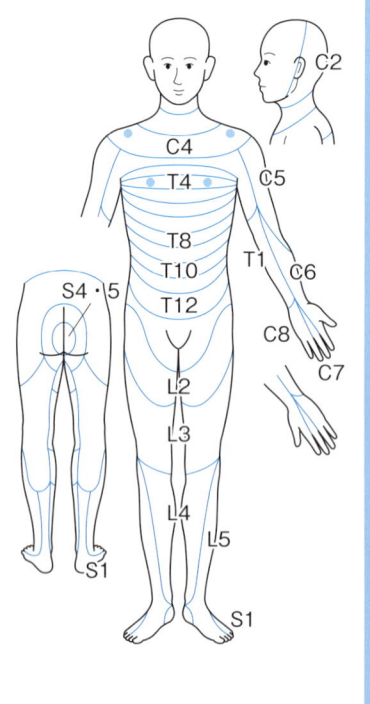

文献　1）The American Spinal Injury Association（ASIA）. International Standards for Neurological Classification of Spinal Cord Injury（ISNCSCI）Worksheet. http://asia-spinalinjury.org/wp-content/uploads/2016/02/International_Stds_Diagram_Worksheet.pdf

　意識障害患者では，運動は痛覚刺激に対する動きを観察し，感覚は pin prick に対する反応を観察して評価する．意識障害患者で四肢の運動がみられない場合は，三叉神経領域（三叉神経第1枝を眼窩上切痕で圧迫する）に痛覚刺激を加えて反応（顔の表情など）を見る．鎖骨レベル（肩鎖関節）に感覚障害があれば上位頸髄損傷を示す所見であり，横隔神経が支配する横隔膜の運動麻痺により呼吸停止をきたす．

　血圧低下と徐脈は，脊髄損傷による神経原性ショック（neurogenic shock）を疑う．出血性ショックと違い，皮膚は蒼白とならない．交感神経の遮断により，末梢血管が拡張して血圧の低下と皮膚所見（むしろ温かい）をきたし，心臓交感神経の遮断から徐脈となる．Distributive shock の病態に対する治療（86-87 ページ参照）を行う．

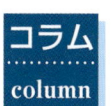 ## ASIA の脊髄損傷神経診察シート

　American Spinal Injury Association（ASIA）は，脊髄損傷の神経学的評価のための国際標準として診察用のワークシートを提供している．原本はウェブサイト[2] からダウンロード可能で，コピーが許可されている（ただし，シートの改変は不可．次ページ参照）．

文献　2）http://asia-spinalinjury.org/wp-content/uploads/2016/02/International_Stds_Diagram_Worksheet.pdf

ASIA INTERNATIONAL STANDARDS FOR NEUROLOGICAL CLASSIFICATION OF SPINAL CORD INJURY (ISNCSCI)

ISCOS

Patient Name _____ Date/Time of Exam _____

Examiner Name _____ Signature _____

RIGHT

MOTOR KEY MUSCLES

UER (Upper Extremity Right)
- Elbow flexors C5
- Wrist extensors C6
- Elbow extensors C7
- Finger flexors C8
- Finger abductors (little finger) T1

SENSORY KEY SENSORY POINTS
Light Touch (LTR) Pin Prick (PPR)

C2, C3, C4, T2, T3, T4, T5, T6, T7, T8, T9, T10, T11, T12, L1, S2, S3, S4-5

LER (Lower Extremity Right)
- Hip flexors L2
- Knee extensors L3
- Ankle dorsiflexors L4
- Long toe extensors L5
- Ankle plantar flexors S1

Comments (Non-key Muscle? Reason for NT? Pain?):

(VAC) Voluntary Anal Contraction (Yes/No)

RIGHT TOTALS (MAXIMUM) (50)

MOTOR SUBSCORES
UER [ ] + UEL [ ] = UEMS TOTAL [ ] MAX (25) (25) (50)

LER [ ] + LEL [ ] = LEMS TOTAL [ ] MAX (25) (25) (50)

SENSORY SUBSCORES
LTR [ ] + LTL [ ] = LT TOTAL [ ] MAX (56) (56) (112)

PPR [ ] + PPL [ ] = PP TOTAL [ ] MAX (56) (56) (112)

NEUROLOGICAL LEVELS Steps 1-5 for classification as on reverse
1. SENSORY R [ ] L [ ]
2. MOTOR R [ ] L [ ]

3. NEUROLOGICAL LEVEL OF INJURY (NLI) [ ]

4. COMPLETE OR INCOMPLETE? Incomplete = Any sensory or motor function in S4-5 [ ]

5. ASIA IMPAIRMENT SCALE (AIS) [ ]

ZONE OF PARTIAL PRESERVATION (In complete injuries only) Most caudal level with any innervation
SENSORY R [ ] L [ ]
MOTOR R [ ] L [ ]

LEFT

MOTOR KEY MUSCLES
- C5 Elbow flexors
- C6 Wrist extensors
- C7 Elbow extensors
- C8 Finger flexors
- T1 Finger abductors (little finger)
UEL (Upper Extremity Left)

SENSORY KEY SENSORY POINTS
Light Touch (LTL) Pin Prick (PPL)

C2, C3, C4, T2, T3, T4, T5, T6, T7, T8, T9, T10, T11, T12, L1, S2, S3, S4-5

MOTOR (SCORING ON REVERSE SIDE)
0 = total paralysis
1 = palpable or visible contraction
2 = active movement, gravity eliminated
3 = active movement, against gravity
4 = active movement, against some resistance
5 = active movement, against full resistance
NT = not testable

SENSORY (SCORING ON REVERSE SIDE)
0 = absent 2 = normal
1 = altered NT = not testable

LEL (Lower Extremity Left)
- L2 Hip flexors
- L3 Knee extensors
- L4 Ankle dorsiflexors
- L5 Long toe extensors
- S1 Ankle plantar flexors

LEFT TOTALS (MAXIMUM) (50)

(DAP) Deep Anal Pressure (Yes/No)

• Key Sensory Points

REV 11/15

This form may be copied freely but should not be altered without permission from the American Spinal Injury Association.

JCOPY 498–06679

9 脊椎・脊髄損傷の評価

4) 中心性脊髄損傷の受傷機転と 臨床症状

> 頸椎 CT の画像検査上，外傷に伴う異常所見がみられない脊髄損傷を，骨傷のない脊髄損傷（SCIWORET; spinal cord injury without radiographic evidence of trauma）とよび，不完全型脊髄損傷では頸髄レベルの中心性脊髄損傷が多い.

年齢	中高年者
受傷機転	頸椎過伸展（前方への転倒による顔面打撲など）
症状	下肢に比べて上肢（とくに手指）に強い運動麻痺 両上肢の感覚過敏
頸椎 CT 所見	変形性頸椎症，脊柱管狭窄症，後縦靱帯骨化症など

　頸椎の退行変性や脊柱管の狭窄を基盤にもつ高齢者の顔面～前額部打撲によって頸椎が過伸展し，脊柱管後面の黄色靱帯により脊髄中心部が圧迫されて損傷する場合が典型例である．頭部顔面外傷患者の年齢と受傷機転から本症を疑う．頸髄レベルでの中心性の損傷により，白質の上行・下行路で最も中心寄りを走行する上肢への伝導路が傷害される．特に外側皮質脊髄路が走行している側索に変化が強く，上肢優位の運動障害を呈する．

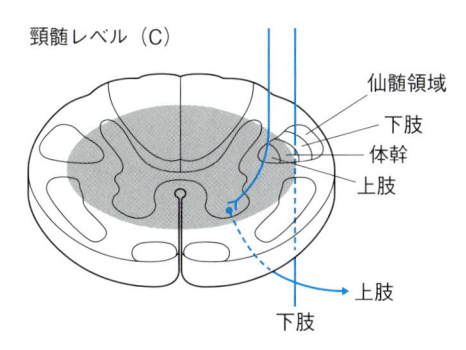

9 脊椎・脊髄損傷の評価
5) 重症度評価 (Frankel 分類)

脊髄損傷の神経学的重症度は Frankel 分類により 5 段階で判定する.

Grade	運動・感覚障害の程度
A	完全麻痺
B	運動完全麻痺・知覚残存
C	運動残存 (非実用的; 歩行不能)
D	運動残存 (実用的; 補助具の要否にかかわらず歩行可能)
E	回復 (神経脱落症状なし)

　損傷脊髄レベルの横断損傷の重症度を, 損傷高位よりも下位の運動と感覚の麻痺の程度から, 完全麻痺 (Frankel A) と不完全麻痺 (Frankel B～D) に分けられる. Sacral sparing (仙髄回避; 肛門収縮・肛門括約筋の緊張もしくは肛門周囲の感覚の残存) は, 不完全損傷を示す所見である.

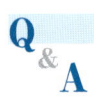

Frankel 分類と ASIA スケールの相違は？

　Frankel 分類と ASIA スケールで重症度の grade はほぼ同様であるが，ASIA スケール[1] では Frankel 分類よりも詳細に運動・感覚障害の程度を記述しており，ASIA シートを記入することによって ASIA スケールも判定できる．Grade C と D の区別が，Frankel 分類では歩行が可能か否かであるが，ASIA スケールでは key muscle の半数以上が重力に抗する運動機能が残存しているかで判定する（表19）．

表 19	ASIA Impairment Scale（AIS）
Grade	運動・感覚障害の程度
A	完全麻痺：S4・5 レベルの感覚や運動機能が残存していない
B	不完全感覚障害：損傷レベルより下位の感覚が残存しているが，運動機能は損傷レベルより下位では片側 3 髄節を超えて運動機能の残存はみられない
C	不完全運動障害：損傷レベルより下位の運動機能が残存しているが，key muscle の半数以上は MMT 3 未満（重力に抗する運動ができない）
D	不完全運動障害：損傷レベルより下位の運動機能が残存しているが，key muscle の少なくても半数（半数以上）は MMT 3 以上（重力に抗する運動が可能）
E	正常：なんらかの運動・感覚障害から正常に回復

文献　　1）http://asia-spinalinjury.org/wp-content/uploads/2016/02/International_Stds_Diagram_Worksheet.pdf

9 脊椎・脊髄損傷の評価

6）環椎–後頭関節脱臼の計測
(Power's ratio, Harris criteria)

頸椎 CT 矢状断再構成画像，または頸椎 X 線側面像で計測する．

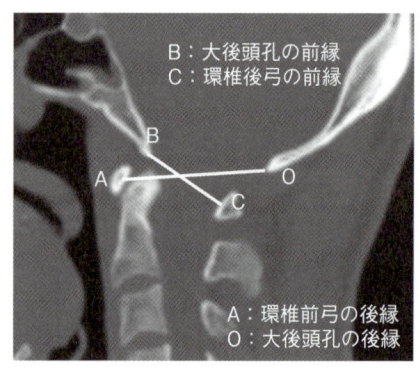

Power's ratio[1]

$$前方脱臼: \frac{BC}{AO} \geqq 1$$

B：大後頭孔の前縁
C：環椎後弓の前縁
A：環椎前弓の後縁
O：大後頭孔の後縁

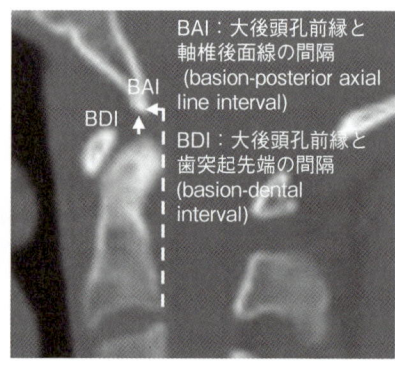

Harris criteria[1]

前方脱臼：BAI≧12 mm
伸展脱臼：BDI≧12 mm

BAI：大後頭孔前縁と軸椎後面線の間隔 (basion-posterior axial line interval)
BDI：大後頭孔前縁と歯突起先端の間隔 (basion-dental interval)

　環椎–後頭関節脱臼（Atlanto-occipital dislocation：AOD）は，きわめて不安定な損傷で，靱帯群の断裂により二次的に致命的な延髄～上位頸髄損傷をきたし，病院前で心肺停止となることも多い．しかし，神経所見が軽微な例もあり，不十分な頸椎保護・固定では神経症状の増悪をきたす．全身状態が不良な症例では外固定（フィラデルフィアカラー，ハローベストなど）を行い，状態が許せば観血的な後方固定術の適応を検討する．

文献　1）McKenna DA, et al. Atlanto-occipital dislocation: case report and discussion. CJEM. 2006; 8: 50-3.

環椎に対して頭蓋底が前上方へ偏位した前方脱臼と伸展脱臼の合併が最も多く，後方脱臼は稀とされている．受傷機転は過伸展外傷と考えられ，下顎骨骨折やおとがい部の挫創を伴っている例が多い．Powers ratio と BAI・BDI の計測により判定するが，AOD では，ほとんどの症例で軟部組織の腫脹を伴うので，環椎前面の軟部組織陰影の拡大に注意する．そのほか簡便な判定法として Wackenheim's Clivus Line があり，斜台後面に沿って引いたラインが歯突起を横切る，あるいは接する場合は異常である．

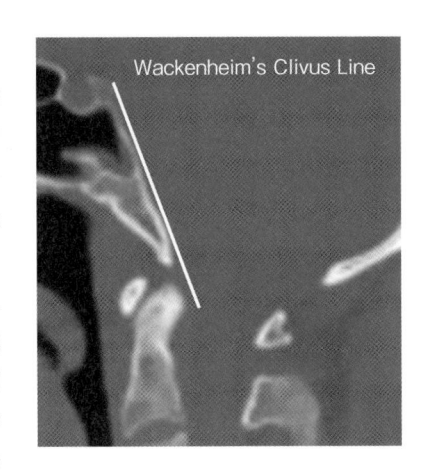

9 脊椎・脊髄損傷の評価

7）第1頸椎破裂骨折の計測
（環椎輪の外側偏位）

頸椎CT冠状断再構成画像，または頸椎X線開口位で計測する.

正常では，C1（環椎）とC2（軸椎）の外側塊の外縁は揃っている. C1の破裂骨折では，C2上関節面の外側縁に対して，C1の外側塊外縁が外側にはみ出すように偏位する.

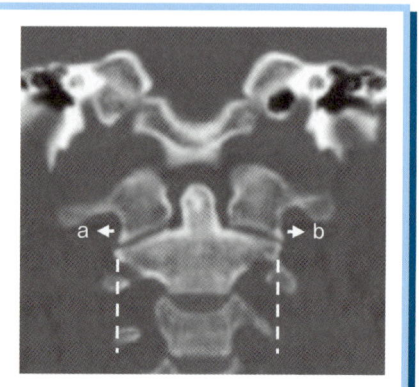

環椎輪の外側偏位：a＋b≧7mm

環椎破裂骨折の典型例では，両側の外側塊と前弓および後弓の接合部で骨折し，4つの骨片に分かれJefferson骨折とよばれる. 頭蓋に垂直方向の外力が加わる受傷機転（プールでの飛び込み事故，頭からの墜落外傷など）により，環椎破裂骨折では骨片が遠心性に広がる. 環椎輪の外側偏位が左右の合計で7mm以上の場合は，環椎横靱帯が断裂していることを示唆し，不安定脊椎に対する観血的固定術を考慮する.

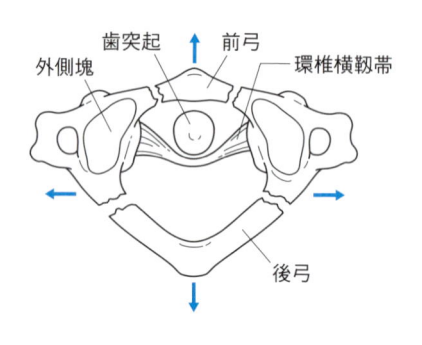

Thin sliceの水平断で骨折の状態を把握するが，OM line（orbitomeatal line，眼窩外耳孔線）でのスキャンの場合，多くは環椎がやや前後に傾いた斜め切りになるので，水平断画像のみの読影では見落とす危険がある.

9 脊椎・脊髄損傷の評価
8）歯突起骨折（Anderson 分類[1]）

C 2（軸椎）の歯突起骨折は，骨折線の位置から Type Ⅰ〜Ⅲに分類する．

Type Ⅰ	歯突起上部の斜骨折
Type Ⅱ	歯突起基部に水平の骨折線
Type Ⅲ	軸椎の椎体におよぶ骨折（軸椎の上関節面を横切る）

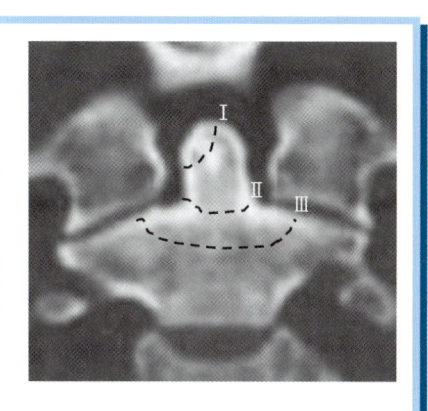

頸椎 CT 冠状断および矢状断の再構成画像，または頸椎 X 線開口位で読影し，頸椎 CT thin slice の水平断で確認する．歯突起骨折では Type Ⅱ骨折が最も多く，不安定性も強いため，観血的な固定術が必要となる場合がある．Type Ⅰ骨折は，歯突起と後頭骨間の翼状靱帯による剥離骨折で生じる．Type Ⅰ とⅢでは，外固定（ハローベストなど）を行う．

文献　　1）太田富雄総編集. 脳神経外科学改訂 12 版. 15 章 脊椎・脊髄疾患. 7 外傷. 1. 脊椎損傷. A. 上位頸椎損傷. 4）軸椎骨折. b）歯突起骨折. 京都: 金芳堂; 2016. p2444-6.

10 合併する顔面外傷への対応
1）Le Fort 骨折

　上顎骨骨折のうち，両側にまたがる横断型の骨折は Le Fort Ⅰ・Ⅱ・Ⅲ型に分類する[1]．

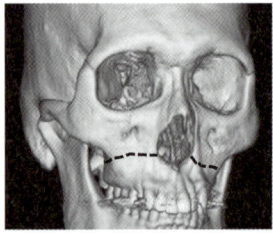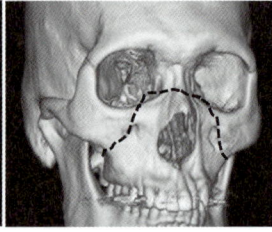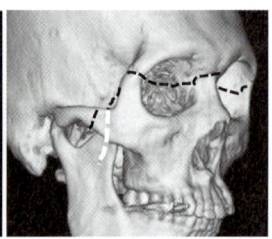

Le Fort Ⅰ型	Le Fort Ⅱ型	Le Fort Ⅲ型
鼻腔底より上のレベルで上顎洞を横断する水平骨折	上顎骨が鼻骨を含めた逆Ｖ字型の骨折．骨折線は眼窩内側壁から眼窩下縁内側 $\frac{1}{3}$ を通り，上顎洞外側壁を横走する	頭蓋底よりも下のレベルで横断する骨折．骨折線は鼻基部〜眼窩後壁〜前頭頬骨縫合，蝶形骨と上顎骨の間を後下方へ向かう．頬骨弓も骨折する．

　顔面骨の骨折は，頭部顔面 CT の水平断 thin slice 画像で読影し，冠状断・矢状断再構成画像で確認する．顔面骨多発骨折については，骨折線と陥没・変形の立体的な把握のため，volume rendering 法による三次元再構成 bone surface image の作成を依頼する．上顎骨骨折の Le Fort のⅠ〜Ⅲ型は，実際には非対称性あるいは混合型が多い．Le Fort Ⅱ・Ⅲ型では篩骨洞あるいは前頭洞後壁に骨折が及び，前頭蓋底骨折を合併していることが多く，髄液漏の合併に注意する

文献　　1）尾尻博也. Le Forte type 顔面骨折の画像所見と臨床. 耳鼻咽喉科展望. 2008; 51: 56-8.
　　　　https://www.jstage.jst.go.jp/article/orltokyo/51/1/51_1_56/_pdf

(84 ページ参照). 上顎洞骨折に対する形成外科的整復術の適応があり，前頭蓋底骨折を合併している場合では，髄液漏の停止を待たずに脳外科的な前頭蓋底修復・髄液漏閉鎖術との一期的手術を考慮する．

　上顎骨骨折では顎間固定が必要となる場合が多く，重症頭部外傷患者や口腔内からの持続出血に対する気道確保の際には，緊急では輪状甲状靱帯切開，時間が許せば気管切開を考慮する．Le Fort Ⅲ型では高頻度に咽頭後血腫を認め，上咽頭での気道閉塞をきたすことがあるので，気道確保を前提とした管理を行う．

I

救急診療

10 合併する顔面外傷への対応
2）Blow Out 骨折（眼窩底骨折）

眼窩底（下壁）が骨折し，眼窩底の骨片と眼窩内容物が上顎洞内に脱出する.

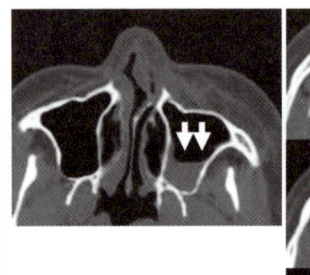
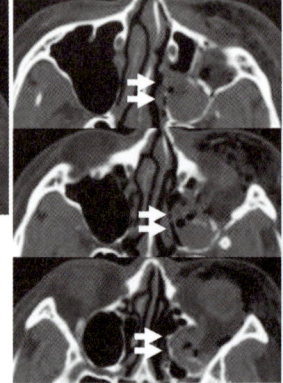
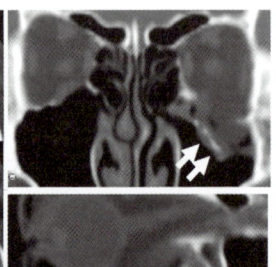
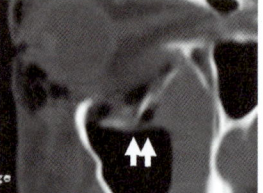

水平断（間接所見）	水平断 thin slice	冠状断・矢状断再構成
上顎洞内に isodensity のニボー形成	眼窩内軟部陰影および眼窩底骨片の上顎洞内脱出	

　眼球への鈍的外傷による瞬間的な眼窩内圧の上昇で，もっとも薄く脆弱な眼窩底が骨折する．超急性期では，受傷側眼瞼の著明な腫脹を伴うことが多いが，眼窩内容物（主に脂肪組織）の上顎洞内脱出により，受傷側の眼球は陥没する.

　顔面 CT 水平断 thin slice で読影し，冠状断・矢状断の再構成画像により確認する．眼窩底は上顎洞の上壁を構成するので，ほとんどの例では受傷側の上顎洞内に出血し，CT 水平断で液体陰影のニボー（鏡面像）を認める．眼球運動障害と複視の有無を診察するが，超急性期は眼瞼腫脹のため診察が困難な場合がある．救急初期診療では，少なくとも眼球損傷の有無と，視神経管骨折に伴う瞳孔散大と視覚障害（光覚弁・手動弁・指数弁など）の有無についてチェックする.

CT では眼窩内に気泡の LDA を認めることが多い，鼻をかむと，さらに骨折部から眼窩内に空気の侵入を招くので，意識清明の患者に対しては，鼻腔からの出血や浸出があっても鼻をかまないように指導する．

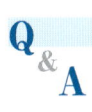 **Blow Out 骨折で緊急手術となる場合は？**

通常，形成外科/眼科的手術適応は，眼窩内の腫脹の軽減や出血の吸収がみられてから，眼球運動障害と複視の程度，もしくは眼球陥没の整容面から判断される．しかし，下直筋が骨折部で絞扼されて迷走神経反射（嘔吐・徐脈・顔面蒼白など）をきたしている場合（小児に多い）は，緊急手術による絞扼解除の適応を考慮しなければならない．

10 合併する顔面外傷への対応

3）その他の顔面骨骨折
（鼻骨・頬骨弓・顎関節突起）

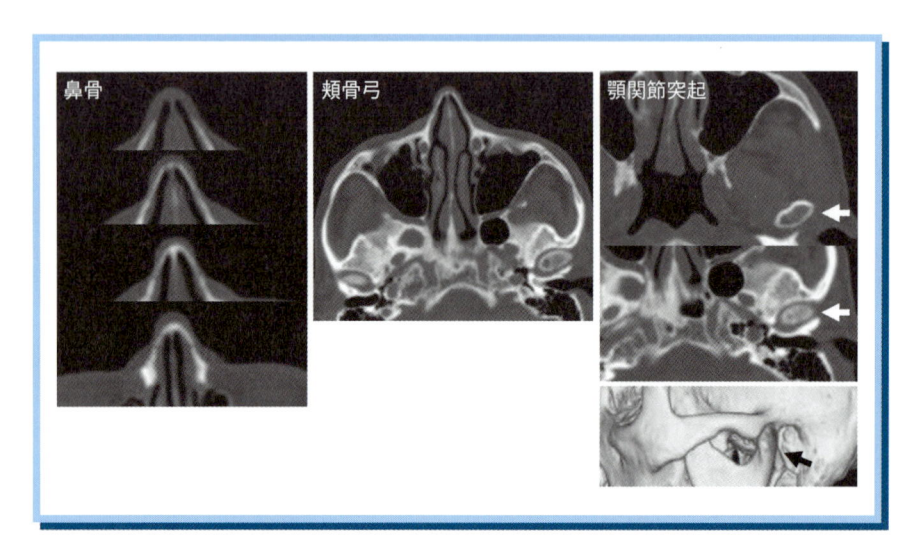

　鼻根部，頬部に打撲腫脹が認められる場合，顔面CT水平断thin sliceにて打撲部の直達外力による骨折の有無を読影する．顎関節突起骨折は，下顎骨に対する介達外力による場合が多いので，特に下顎を受傷している場合は顎関節部の触診・開口制限・咬合異常を診察し，顔面CT水平断thin sliceで読影する．必要があれば，volume rendering法による三次元再構成bone surface imageの作成を依頼する．

JCOPY 498-06679

コラム column 顔面縫合における真皮縫合

　顔面の挫創を縫合する際は，整容面から真皮縫合を併用することが望ましい．太さ 4-0～6-0 の針付きモノフィラメントの白（透明）ナイロン糸もしくは吸収糸を用いる．十分な真皮の量を両方の創縁から同じ深さで均等に引き寄せるように針を通す．結び目が皮下になるように皮下から真皮に糸を通し，創の断端を正確に接着させる．

　表皮縫合では黒もしくは青ナイロンを用いて，suture mark を残さないように bite（縫合幅）は小さく取って，結紮は強すぎないように注意する．表皮縫合を行わずに 3M ステリストリップ®などを用いたテープ固定としてもよい．

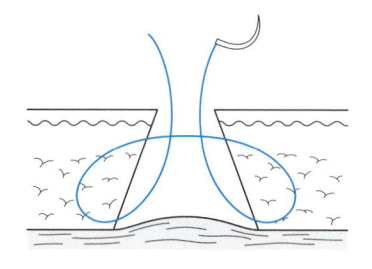

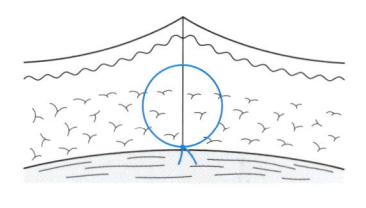

（日本形成外科学会 HP より）

1 抗てんかん薬の使い方
1) 予防的投与と治療的投与の適応と投与期間

早期てんかんに対して，抗てんかん薬の予防的投与を行う．晩期てんかんの予防を目的とした投与は行わない．

	予防的投与	治療的投与
適応	下記のいずれか • GCS＜10 • 頭部CTで大脳皮質の脳損傷もしくは頭蓋内出血（少量の外傷性クモ膜下出血やmass effect のない急性硬膜下血腫では，個々の症例ごとに適応を判断する） • 外傷直後のてんかん発作	• 救急搬入後あるいは入院治療中にてんかん発作が5分以上持続するか，発作が反復しその間の意識の回復がない場合
投与期間	• 受傷後7日間	• 早期てんかんに対しては受傷後7日間 • 晩期てんかんに対しては発作後，数カ月以上

日本脳神経外傷学会ガイドライン第3版[1] の改訂以降，日本と米国ガイドライン[2] における抗てんかん薬の予防的投与の適応と投与期間の相違が解消された．米国Brain Trauma Foundation のガイドラインでは，晩期てんかんに対す

文献　1）日本脳神経外科学会，日本脳神経外傷学会監修．重症頭部外傷治療・管理のガイドライン第3版．4 ICU管理．4-13 抗てんかん薬．東京: 医学書院; 2013. p74-6.
　　　2）Brain Trauma Foundation. Guidelines for the management of severe traumatic brain injury 4th edition. 11. Seizure prophylaxis. 2016, p120-9, https://braintrauma.org/uploads/13/06/Guidelines_for_Management_of_Severe_TBI_4th_Edition.pdf

るフェニトインあるいはバルプロ酸の予防的投与は推奨されないとされ，抗てんかん薬は，早期てんかん（受傷後7日以内）の発生率低下に適応があるとしている．

てんかん重積状態（status epilepticus）に対しては，抗てんかん薬の治療的投与を行う．近年では痙攣発作が5分以上持続すればてんかん重積状態と診断して治療を開始すべきで，30分以上持続すると後遺障害の危険性があるとされている[3]．実際には，救急搬入後に全身性の痙攣発作を認めた場合では，ジアゼパム（セルシン®）のIVを行わなくてもすぐに発作が停止した症例を除き，抗てんかん薬の治療的投与を行う．

なお，外傷性てんかん（posttraumatic seizure: PTS）は，発症時期によって早期てんかんと晩期てんかんに分類される（表20）[4]．早期てんかんはICPを亢進させる危険があるため積極的に予防することが推奨されているが，頭部外傷の転帰不良との関係はないとされている．一方，狭義の（後遺症としての）外傷性てんかんは晩期てんかんを指し，受傷後8日以降に実際にてんかん発作を起こさなければ，抗てんかん薬の予防的投与は原則として行わない．なお，受傷直後に起こす直後てんかん（immediate seizure）は，定義上は受傷から24時間以内に発症するものをいい，受傷後7日間の抗てんかん薬予防投与の適応となる．

表20 外傷性てんかんの発症時期による分類	
	発症時期
早期てんかん（early seizure）	受傷後7日以内
晩期てんかん（late seizure）	受傷後8日以後

文献　3）日本神経学会監修. てんかん診療ガイドライン2018. 第8章てんかん重積状態. CQ8-1 てんかん重積状態の定義はなにか. 東京: 医学書院; 2018. p76.
http://www.neurology-jp.org/guidelinem/tenkan_2018.html
4）日本脳神経外科学会, 日本脳神経外傷学会監修. 重症頭部外傷治療・管理のガイドライン第3版. 4 ICU管理. 4-13 抗てんかん薬. 東京: 医学書院; 2013. p74-6.

1 抗てんかん薬の使い方
2) 抗てんかん薬の予防的投与

　予防的投与の第1選択は，静脈内投与が可能なホスフェニトインもしくはレベチラセタムを DIV する．翌日以降は，経口摂取が可能になれば内服に切り替え，原則として受傷後1週間で終了する．

	薬剤名	投与量と投与方法
静注	ホスフェニトイン（ホストイン®1 V＝750 mg/10 mL）	• 初回 15〜18 mg/kg（＝ 体重 50 kg, 750 mg）＋ 生食 100 mL DIV（750 mg あたり 15 分以上かけて）×1/ 日 • 翌日以降 5〜7.5 mg/kg（＝体重 50 kg, 375 mg）＋生食 100 mL DIV（375 mg あたり 7.5 分以上かけて）×1/ 日（投与開始 1〜2 日後に血中濃度測定）
	洞性徐脈・高度の刺激伝導障害，ワルファリン内服中，肝障害ではレベチラセタム（イーケプラ®1 V＝ 500 mg/5 mL）	• 成人 500 mg（4 歳以上 10 mg/kg・上限 500 mg）＋生食 100 mL DIV（15 分かけて）×2/ 日
内服	フェニトイン（アレビアチン®錠1 T＝25 mg, 100 mg）	• 200〜300 mg/ 日 分 2〜3
	レベチラセタム（イーケプラ®錠1T＝250 mg, 500 mg）	• 1,000 mg/ 日 分 2

JCOPY 498-06679

　2016年から静注薬が使用可能となったレベチラセタム（イーケプラ®）は，2016年の米国ガイドライン[1]の時点ではフェニトインよりも早期てんかんの予防効果と薬剤の毒性に関して優っている科学的根拠は不十分とされているが，ホスフェニトイン（ホストイン®）では注意すべき禁忌・慎重投与・薬剤相互作用[2]の制限が少ないため近年では広く用いられている．ただしレベチラセタムにはてんかん重積状態における保険適応がないため[3]，痙攣発作が発症した際に追加投与する場合は保険適応外となる（70-71ページ参照）．したがって，洞性徐脈・高度の刺激伝導障害（ホスフェニトイン禁忌），肝障害（ホスフェニトイン慎重投与，レベチラセタムでは重度肝機能障害で慎重投与），ワルファリン内服中（ホスフェニトインで作用増強）ではレベチラセタムを選択し，それ以外ではフェニトイン血中濃度をモニタリングしながら，痙攣発作（あるいは非痙攣性てんかん重積状態，128ページ参照）の発症時に治療的投与量まで追加投与可能なホスフェニトインを使用するのが妥当と思われる．ホスフェニトインが慎重投与[2]となっている糖尿病，心疾患，低血圧，血液凝固障害，甲状腺機能低下については，個々の症例ごとに総合的に判断する．ホスフェニトインは心循環系の抑制作用があるので投与速度に注意し，投与に際しては，心電図，血圧，呼吸状態をモニタリングする．

　ホスフェニトインとレベチラセタムが静注抗てんかん薬として登場するまでは，早期てんかんの予防薬剤としてはフェニトインが推奨されていた[4,5]．フェニトイン（アレビアチン®）は高アルカリ（pH 約12），高浸透圧（浸透圧比約29）のため[6]，血管外に漏れたときは組織の壊死を起こす危険があり，フェニト

文献　1) Brain Trauma Foundation. Guidelines for the management of severe traumatic brain injury 4th edition. 11. Seizure prophylaxis. 2016, p120-9, https://braintrauma.org/uploads/13/06/Guidelines_for_Management_of_Severe_TBI_4th_Edition.pdf
　　2) ホストイン静注750mg　エーザイ株式会社　添付文書. 2015年10月20日更新. http://www.info.pmda.go.jp/go/pack/1132401A1020_1_03/
　　3) イーケプラ点滴静注500mg　ユーシービージャパン株式会社　添付文書. 2017年10月31日更新. http://www.info.pmda.go.jp/go/pack/1139402A1025_1_08/
　　4) 日本脳神経外科学会, 日本脳神経外傷学会監修. 重症頭部外傷治療・管理のガイドライン 第3版. 4 ICU管理. 4-13 抗てんかん薬. 東京: 医学書院; 2013. p74-6.
　　5) Brain Trauma Foundation. Guidelines for the management of severe traumatic brain injury. XIII. Antiseizure prophylaxis. J Neurotrauma. 2007; 24 (Suppl 1) : S83-6. doi:10.1089/neu.2007.9983.
　　6) アレビアチン注250 mg 大日本住友製薬株式会社　添付文書. 2015年10月20日更新. http://www.info.pmda.go.jp/go/pack/1132400A1033_1_13/

インの副作用を軽減する目的でホスフェニトインが開発された．したがって，臨床場面ではホスフェニトインが使用しやすい[7]．

　ホスフェニトインの予防的投与量では，血中濃度が治療域を超えることは通常はないが，投与開始1〜2日後の採血でフェニトイン血中濃度をチェックし，過量投与になっていないことを確認する．予防的投与では，血中濃度が治療域未満であっても投与量を追加して治療域に調整する必要はないが，経過中にてんかん発作を認めたときは直ちにホスフェニトインの治療的投与を行う．

文献　7）日本神経学会監修．てんかん診療ガイドライン2018．第8章てんかん重積状態．CQ8-2-③てんかん重積状態におけるホスフェニトイン静注の効果はどうか．東京: 医学書院; 2018. p82-3. http://www.neurology-jp.org/guidelinem/tenkan_2018.html

1 抗てんかん薬の使い方
3）抗てんかん薬の治療的投与 [1)]

　治療的投与の第1選択はジアゼパムの IV を行い，引き続いてすぐに第2選択薬のホスフェニトインを DIV する．小児ではミダゾラムを第1選択薬として使用することが多い．洞性徐脈・高度の刺激伝導障害，ワルファリン内服中，肝障害では，レベチラセタムを選択する．第2選択薬でも発作が止まらない場合は，難治性てんかん重積状態の治療（74-75ページ参照）を追加する．

	薬剤名	投与量と投与方法
最初に IV	ジアゼパム（セルシン ®1A＝10 mg/2 mL）	• 初回成人 10 mg（小児 0.3〜0.5 mg/kg）slow IV（5 mg あたり 1 分）（混濁するので希釈しない） • 発作が止まらない場合は，5 分後に同量追加
	小児ではミダゾラム（ミダフレッサ ®1V＝10 mg/10 mL，ミダゾラム注 ® は適応外）	• 初回 0.15 mg/kg slow IV（1 mg/ 分かけて） • 発作が止まらない場合は 0.1〜0.3 mg/kg 追加投与（全量 0.6 mg/kg まで）

（次ページへ続く）

文献　1）日本神経学会監修．てんかん診療ガイドライン 2018．第 8 章てんかん重積状態．東京：医学書院；2018. p76-90．http://www.neurology-jp.org/guidelinem/tenkan_2018.html

| 引き続いて DIV | ホスフェニトイン（ホストイン®1 V＝750 mg/10 mL） | ・初回 22.5 mg/kg（＝ 体重 50 kg, 1,125 mg＝1.5 V）＋ 生食 100 mL DIV（1,125 mg あたり 7.5 分以上かけて）×1/ 日 ・翌日以降 5〜7.5 mg/kg（＝体重 50 kg, 375 mg）＋ 生食 100 mL DIV（375 mg あたり 7.5 分以上かけて）×1/ 日（投与開始 1〜2 日後に血中濃度測定） |
| | 洞性徐脈・高度の刺激伝導障害, ワルファリン内服中, 肝障害ではレベチラセタム（イーケプラ®1V＝ 500 mg/5 mL） | ・成人 500 mg（4 歳以上 10 mg/kg・上限 500 mg）＋ 生食 100 mL DIV（15 分かけて）×2/ 日 |

　ジアゼパム（セルシン®）は混濁するので希釈しないで使用する. 発作の抑制は速効性である. 自発呼吸が抑制されるので, バッグバルブマスクを用意してから IV すること. 下顎挙上で気道を確保し, 換気を補助する. 発作が止まらない場合, ジアゼパムの追加投与は 1 回までとして, 続いてホスフェニトインを DIV する. ジアゼパムで発作が停止した場合でも, 痙攣の抑制効果は約 20 分とされているので[2], 引き続いてすぐに作用時間が長いホスフェニトインの初回投与を行い, 翌日以降は維持量を投与する. 発作が止まっている場合ではジアゼパムは使用せずに, ホスフェニトインの治療量を投与する.

　ホスフェニトインは洞性徐脈・高度の刺激伝導障害のある患者では禁忌, 肝障害などでは慎重投与とされ, 併用注意にワルファリンの作用増強があげられている[3]. レベチラセタム（イーケプラ®）の静注薬が 2016 年から使用可能となり, ホスフェニトインの禁忌や併用注意, 慎重投与に該当する患者に使用できる薬剤

文献　2) 日本神経学会監修. てんかん診療ガイドライン 2018. 第 8 章てんかん重積状態. CQ8-2-②てんかん重積状態の第一選択薬はなにか. 東京: 医学書院; 2018. p81. http://www.neurology-jp.org/guidelinem/tenkan_2018.html
　　　3) ホストイン静注 750mg　エーザイ株式会社 添付文書. 2015 年 10 月 20 日更新. http://www.info.pmda.go.jp/go/pack/1132401A1020_1_03/

の選択肢となった．ただしレベチラセタムには，てんかん重積状態における保険適応がないため[4] 予防的投与量（66 ページ）を用いる．2018 年のてんかん診療ガイドライン[5] では，てんかん重積状態に対してレベチラセタム 1,000～3,000 mg（小児 20～60 mg/kg, 最大 3,000 mg）DIV（2～5 mg/kg/ 分かけて）が，保険適応外として記されている．

フェニトインはその薬物動態から，治療域血中濃度付近では投与量の増減が血中濃度に及ぼす影響がきわめて大きく，また投与量よる血中濃度の上昇に個人差が大きいので，ホスフェニトイン（ホストイン®）の治療的投与量では過量投与に注意しなければならない．必ず体重に従って投与量を決定し，体重の情報が得られない場合には，患者の体格から体重を慎重に推定する．ホスフェニトインの初回投与の翌朝の採血で血中濃度を測定し，翌日以降の投与量決定の参考とする（73 ページ，表21）．

すでにホスフェニトインもしくはフェニトインの予防的投与が行われている場合では，フェニトイン血中濃度の測定結果があればその値を参考にして初回投与量を決める．血中濃度の値が得られなくても，通常は予防的投与の量では血中濃度は治療域未満であるので，ホスフェニトインでは維持量の 7.5 mg/kg（＝体重 50 kg, 375 mg）を追加する．

受傷後 7 日以内のてんかん発作（早期てんかん）に対する治療的投与では，翌日以降は経口摂取が可能になれば内服に切り替え（66 ページ参照），原則として受傷後 7 日間で投与終了とする．ただし，将来てんかんを発症する全体の危険率は約 25％あるとされる[6]．

文献　4）イーケプラ点滴静注 500mg　ユーシービージャパン株式会社　添付文書．2017 年 10 月 31 日更新．http://www.info.pmda.go.jp/go/pack/1139402A1025_1_08/
　　　5）日本神経学会監修．てんかん診療ガイドライン 2018．第 8 章てんかん重積状態．CQ8-2 けいれん性てんかん重積状態に使う薬剤は何か．東京: 医学書院; 2018. p77-8. http://www.neurology-jp.org/guidelinem/tenkan_2018.html
　　　6）日本神経学会監修．てんかん治療ガイドライン 2018．第 1 章てんかんの診断・分類，鑑別（REM 睡眠行動異常症を含む）．CQ1-4 成人においててんかんと鑑別される疾患はなにか．東京: 医学書院; 2018. p10-1.
http://www.neurology-jp.org/guidelinem/tenkan_2018.html

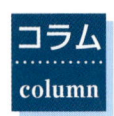

外傷性（晩期）てんかんに対する内服薬の選択

受傷 8 日以降に発生した晩期てんかん（狭義の外傷性てんかん）に対しては，通常のてんかん患者への標準的な治療・管理を行う[7]．外傷性てんかんは，てんかん発作型の国際分類では部分発作の二次性全般化（焦点発作の両側性痙攣性発作への進展）に分類される[8]．内服可能になってからの第 1 選択薬としてはカルバマゼピン，ラモトリギン，レベチラセタム，次いでゾニサミドが推奨されており，まず単剤で治療を開始する[9]．第 1 選択薬で十分な効果が認められない場合は，次の第 1 選択薬もしくは第 2 選択薬を投与するか，併用薬を追加する．第 2 選択薬にはフェニトイン，バルプロ酸，クロナゼパム，フェノバルビタール，ラコサミド，併用薬（現時点で単剤投与は保険適応外）にはトピラマート，クロバザム，ガバペンチン，ペランパネルがある[9]．商品名は表 21 を参照のこと．

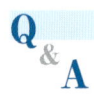

抗てんかん薬の参考域（有効）血中濃度は？

2018 年のてんかん診療ガイドラインの改定[10] では，「治療域」と「参考域」の血中濃度は同じではなく，抗てんかん薬のいわゆる有効血中濃度は，なるべく有効で副作用が少ない範囲を示す「参考域」と呼称すべきであるとし，「治療域」の血中濃度は個人差があり「参考域」の範囲外でも治療効果がみられることがあり，効いていれば血中濃度が低くても増やす必要はなく，副作用がなければ参考域の上限を超えて増やすこともあるとしている．

文献　7）日本脳神経外科学会，日本脳神経外傷学会監修．重症頭部外傷治療・管理のガイドライン第 3 版．4 ICU 管理．4-13 抗てんかん薬．東京：医学書院；2013. p74-6.
8）日本神経学会監修．てんかん診療ガイドライン 2018. 第 1 章てんかんの診断・分類，鑑別（REM 睡眠行動異常症を含む）．CQ1-3 てんかん発作型およびてんかん，てんかん症候群および関連発作性疾患の分類はなにか．東京：医学書院；2018. p6-9. http://www.neurology-jp.org/guidelinem/tenkan_2018.html
9）日本神経学会監修．てんかん診療ガイドライン 2018. 第 3 章成人てんかんの薬物療法．CQ3-3 新規発症の部分てんかんでの選択薬はなにか．東京：医学書院；2018. p27-8. http://www.neurology-jp.org/guidelinem/tenkan_2018.html
10）日本神経学会監修．てんかん診療ガイドライン 2018. 第 12 章薬物濃度モニター．CQ12-1 抗てんかん薬の血中濃度測定はどのような時に行うか．東京：医学書院；2018. p121. http://www.neurology-jp.org/guidelinem/tenkan_2018.html

ガイドライン[11] では，外傷性てんかんの選択薬のうち血中濃度測定が有用な薬剤として，カルバマゼピン，フェニトイン，フェノバルビタール，バルプロ酸があげられている．それ以外の参考域濃度が確立されていない薬剤でも，その個人の中で比較する目的（服薬アドヒアランスの評価など）では濃度測定の意義があり，表21の参考域を指標に，投与量を調整する．とくにフェニトインは治療域が狭く，わずかな量の過剰投与でも容易に中毒域に達することが多く，治療的投与の初回投与の翌朝，および投与量を調整した際には血中濃度を測定する．フェニトイン中毒の主な初期症状は眼振で，30 μg/mL 以上では運動失調があらわれる．

表21　外傷性てんかんに対する抗てんかん薬の参考域血中濃度

薬剤名	略号	商品名	参考域血中濃度[11]（μg/mL）	添付文書（μg/mL）
カルバマゼピン	CBZ	テグレトール	4〜12	
フェニトイン	PHT	アレビアチン	7〜20	
フェノバルビタール	PB	フェノバール	15〜40	10〜25 [12]
バルプロ酸	VPA	デパケン(R)エピレナートセレニカ	50〜100	40〜120 [13]
ラモトリギン	LTG	ラミクタール	2.5〜15	
レベチラセタム	LEV	イーケプラ	12〜46	
ゾニサミド	ZNS	エクセグラン	10〜40	20 前後 [14]
トピラマート	TPM	トピナ	5〜20	
クロナゼパム	CZP	ランドセンリボトリール	0.02〜0.07	
クロバザム	CLB	マイスタン	0.03〜0.3	
ガバペンチン	GBP	ガバペンレグナイト	2〜20	
ペランパネル	PER	フィコンパ	0.05〜0.4	
ラコサミド	LCM	ビムパット	10〜20	

文献　11）日本神経学会監修．てんかん診療ガイドライン2018．第12章薬物濃度モニター．CQ12-2 血中濃度測定が有用な薬剤はどれか．東京：医学書院；2018. p123-5. http://www.neurology-jp.org/guidelinem/tenkan_2018.html
　　　12）http://www.info.pmda.go.jp/go/pack/1125402A1054_1_13/
　　　13）http://www.info.pmda.go.jp/go/pack/1139004F1096_1_04/
　　　14）http://www.info.pmda.go.jp/go/pack/1139005B1048_1_14/

1 抗てんかん薬の使い方

4）難治性てんかん重積状態に対する抗てんかん薬治療

第 1 選択薬ジアゼパム・小児ではミダゾラム，および第 2 選択薬のホスフェニトインもしくはレベチラセタムで停止しないてんかん発作に対しては，静注用フェノバルビタール，プロポフォール，チオペンタールのいずれかの IV を行う[1]．原則として気管挿管により気道を確保する．小児に対しては，プロポフォールの投与は禁忌である．

	薬剤名	成人投与量と投与方法
第 1・第 2 選択薬で発作が停止しないとき	静注用フェノバルビタール（ノーベルバール静注用®1A＝250 mg＋注射用水5 mL＝50 mg/mL）	• 15〜20 mg/kg（＝体重 50 kg, 750〜1,000 mg）を slow IV（10 分以上かけて）
	プロポフォール（1%ディプリバン®,1%プロポフォール®1A＝200 mg/20 mL,1V=500 mg/50 mL,1,000 mg/100 mL）	• 初回 1〜2 mg/kg（＝体重 50 kg, 50〜100 mg＝5〜10 mL）slow IV（2.5 mL/10 秒） • 維持 2〜5 mg/kg/ 時（＝体重 50 kg, 100〜250 mg＝10〜25 mL）持続 IV
	チオペンタール（ラボナール®1A＝0.5 g＋注射用水20 mL＝25 mg/mL）	• 初回 3〜5 mg/kg（＝体重 50 kg, 150〜250 mg＝6〜10 mL）を痙攣停止までslow IV • 維持 2〜5 mg/kg/ 時　持続 IV

文献　1）日本神経学会監修．てんかん診療ガイドライン 2018．第 8 章てんかん重積状態．CQ8-2 けいれん性てんかん重積状態に使う薬剤は何か．東京：医学書院；2018. p77-8.
http://www.neurology-jp.org/guidelinem/tenkan_2018.html

　てんかんは，大脳の神経細胞が過剰に興奮するために発作が起こる．損傷脳のてんかん放電により，多くの場合は対側顔面，上肢もしくは下肢の局所のてんかん性痙攣発作が全般化し，意識障害を伴う全身の強直間代痙攣をきたす．シバリング（骨格筋の不随意な小刻みの収縮）などの非てんかん性の痙攣と鑑別が必要であるが，臨床的に区別が難しい場合には脳波を記録して，てんかん性の放電（スパイク波など）の有無をみる．

　難治性てんかん重積状態に対する治療の目標は，臨床的な痙攣発作を停止させるだけでなく，脳の神経細胞のてんかん放電を消失させることであるから，治療に並行して脳波の記録を行う[2]．入院後は aEEG を持続モニターすることが望ましい（128-129 ページ参照）．

文献　2) 日本神経学会監修. てんかん診療ガイドライン 2018. 第 8 章てんかん重積状態. CQ8-4 てんかん重積状態における脳波モニターの意義はあるか. 東京: 医学書院; 2018. p89-90.
http://www.neurology-jp.org/guidelinem/tenkan_2018.html

2 頭蓋内損傷に対する止血薬投与

頭部外傷超急性期における頭蓋内出血増大に対して，止血薬投与の効果は現時点で十分なエビデンスが得られていない．International randomized control study（CRASH-3 trial）の結果が公表されるまで，暫定的なトラネキサム酸投与の適応，投与のタイミングと量を示す．

適応	GCS≦12 かつ CT で外傷性頭蓋内出血
薬剤名	トラネキサム酸（トランサミン注® 10%，リカバリン注® 1,000 mg；1 A＝1,000 mg/10 mL）
投与時期	受傷後 3 時間以内
成人投与量	1,000 mg＋生理食塩水 100 mL DIV（10 分以上かけて）

2010 年の CRASH-2 trial[1] では，重大な出血（頭部外傷以外に）があるかそのリスクのある受傷 8 時間以内の外傷患者 20,211 人に対する検討から，トラネキサム酸の早期投与の効果が示された．CRASH-2 trial の対象患者から，GCS ≦ 14 かつ頭部 CT で外傷性脳損傷の所見のある 270 例のサブグループを解析した結果[2] では，確定的ではないけれども受傷早期のトラネキサム酸 1 g の静脈内投与が頭蓋内出血増大の抑制に有望で，局所脳虚血を起こす危険も大きくなかったので，現在 CRASH-3 trial が進行中である（2019 年 2 月終了予定）．そのプロ

文献 　1) CRASH-2 collaborators. Effects of tranexamic acid on death, vascular occlusive events, and blood transfusion in trauma patients with significant haemorrhage（CRASH-2）: a randomised, placebo-controlled trial. Lancet. 2010; 376: 23-32.
　　　2) CRASH-2 collaborators. Effect of tranexamic acid in traumatic brain injury: a nested randomised, placebo controlled trial（CRASH-2 Intracranial Bleeding Study）. BMJ. 2011; 343: d3795.

トコール[3] では，GCS≦12 かつ CT で頭蓋内出血を認めた受傷 8 時間以内の頭部外傷患者を対象とし，CRASH-2 と同じく loading dose 1 g の IV に続いて 8 時間かけて 1 g を投与するとしている．しかし CRASH-2[4] ではトラネキサム酸を受傷後早期に投与することの重要性が示され，受傷後 3 時間以内に投与した場合に出血による死亡のリスクを低下させるが，受傷後 3 時間を超えた投与では効果が低く，かえって危険である可能性が報告されている．したがって CRASH-3 の結果が発表されるまでは，頭部外傷単独の場合の受傷後 3 時間を超えたトラネキサム酸の投与については慎重に適応を判断するべきである．なお，体幹部外傷による出血性ショックでは，初回投与に引き続いて 1,000 mg ＋ 生食 38 m L ＝ 全量 48 mL を 8 時間かけて（6 mL/ 時）持続 IV の追加投与を行う．

文献　　3) CRASH-3 trial protocol.
　　　　　http://crash3.lshtm.ac.uk/files/5915/2639/1073/CRASH-3_Trial_Protocol_v2.2_FINAL.pdf
　　　　4) CRASH-2 collaborators. The importance of early treatment with tranexamic acid in bleeding trauma patients: an exploratory analysis of the CRASH-2 randomised controlled trial. Lancet. 2011; 377: 1096-101.

3 重症頭部外傷に対する初療室治療
1）血腫除去までの緊急治療

脳ヘルニア徴候の診察（20-21 ページ参照）を繰り返し行い，脳ヘルニア徴候の出現，さらに所見の増悪があれば，手術室入室までの時間によっては初療室穿頭（80-83 ページ参照）に踏み切らなければならない．

	脳ヘルニア徴候なし	脳ヘルニア徴候あり
人工呼吸器の呼吸数設定の指標	$PaCO_2$ 30〜35 mmHg	$PaCO_2$ 25〜30 mmHg
浸透圧利尿薬（マンニトール）	使用せず	マンニトール 1 g/kg 急速 DIV（＝体重 60 kg，マンニットール® 1V＝300 mL）
抗てんかん薬の予防的投与	ホスフェニトイン 15〜18 mg/kg＋生食 100 mL DIV（750 mg あたり 15 分以上かけて）（＝体重 50 kg, ホストイン® 1V＝750 mg/10 mL） 洞性徐脈・高度の刺激伝導障害，ワルファリン内服中，肝障害ではレベチラセタム成人 500 mg（4 歳以上 10 mg/kg・上限 500 mg）＋生食 100 mL DIV（15 分かけて）（イーケプラ® 1V＝ 500 mg/5 mL）	
体位	ベッドをギャッジアップして頭位挙上 30°	

頭蓋内血腫に対する緊急手術の適応がある場合は，ICP 亢進時の呼吸管理を行う[1]（16-17 ページ参照）．脳ヘルニア徴候がなければ，$PaCO_2$ は 30 mmHg 未満にならないように人工呼吸器の呼吸数を設定する．脳ヘルニア徴候を認めた場合は，開頭術を待つ間は一時的に $PaCO_2$ 25〜30 mmHg とするが，すぐに手術室に

文献　1）日本脳神経外科学会，日本脳神経外傷学会監修．重症頭部外傷治療・管理のガイドライン第 3 版．2 初期治療．2-2 気道の確保と呼吸管理．東京：医学書院；2013. p15-8.

移動して開頭血腫除去が行えない状況では初療室穿頭（80-83ページ参照）を考慮し，$PaCO_2 < 30$ mmHg の管理はなるべく短時間にする．

　マンニトールは，頭蓋内圧の減少とともに出血が増大するリスクが指摘されているので[2]，急性頭蓋内血腫に対する使用は，引き続き開頭術により出血源の処理を行うことが予定されている場合に限る．マンニトール急速 DIV の際は尿道カテーテルを留置し，結晶が析出しているときは70℃以下で湯煎して加温溶解してから使用する（20ページ参照）．一旦改善した脳ヘルニア徴候が，マンニトール投与の終了から1～2時間後に再び出現した場合は，同量のマンニトールを追加投与してもよい．

　てんかん発作は二次的脳損傷を増悪させるので，抗てんかん薬を予防投与する．ただし，初療室で投与しなくても加刀前あるいは術中に投与することとし，抗てんかん薬投与のために手術室入室を遅らせるべきではない．

　頭位挙上は ICP コントロールに有用であり，30°とすることが勧められている[3]．上半身が30°の角度になるように，ベッドをギャッジアップする．ギャッジアップできないベッドで枕を用いて頭部のみを挙上させると，頸部の屈曲により静脈灌流を妨げ ICP を上昇させてしまうことがあるので注意する．

文献　2）20%マンニットール注射液「YD」　株式会社陽進堂　添付文書．2018年5月22日更新．
　　　　http://www.info.pmda.go.jp/go/pack/2190400A3077_2_02/
　　　3）日本脳神経外科学会，日本脳神経外傷学会監修．重症頭部外傷治療・管理のガイドライン
　　　　第3版．4 ICU 管理．4-6 頭位挙上．東京：医学書院；2013. p56-7.

3 重症頭部外傷に対する初療室治療
2) 緊急頭蓋穿頭・血腫除去

　手術室での開頭血腫除去が基本であるが，初療室で緊急頭蓋穿頭を行う体制がある場合は，引き続いて手術室での開頭血腫除去術を行うことを前提に穿頭・血腫除去を行う．

適応 （すべてを 満たすとき）	• 急性硬膜外血腫もしくは急性硬膜下血腫の手術適応あり • 脳ヘルニア徴候（20-21 ページ参照）を認める • 手術室での開頭術を行う時間的余裕がないと判断される場合，もしくはすぐに手術室に移動できない場合（手術室の準備に時間がかかる，初療室で合併損傷の処置が必要，など）
穿孔位置	血腫がもっとも厚く存在する部位 急性硬膜下血腫では通常，患側耳介上方の頭頂円蓋部（下図）
体位	穿孔位置が正面で，もっとも高くなるように，頭部を30°挙上し，肩枕を患側背部に入れて体を傾け頭部を反対側へローテーションする
手技	1. 頭蓋骨膜まで皮切，開創 2. 骨鋭匙などで頭蓋骨表面を露出 3. 開創器をかけて頭蓋穿孔器（手回しドリル）で穿孔し硬膜を露出 4. 急性硬膜外血腫では現れた凝血塊を吸引する 　急性硬膜下血腫では硬膜を十字に電気凝固し切開，現れた凝血塊を吸引する

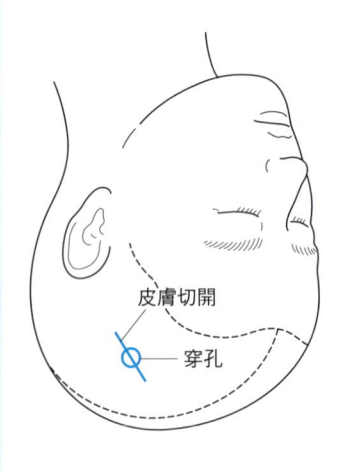

皮膚切開

穿孔

　救急初療室での緊急穿頭・血腫除去は，やむを得ない場合に限り行うとする考え方が一般的である[1]．線溶亢進がみられる超急性期には穿頭あるいは HITT（hematoma irrigation with trephination therapy）を行い，その後に開頭血腫除去術を二期的に行う試みや，高齢者や重篤例に対して HITT を先行させ改善が認められれば開頭術を回避する試みなどが報告されているが，現時点で十分なエビデンスは得られていない．

　引き続き手術室に移動して開頭術を行う場合には，閉創せずにガーゼを厚く当てる．止血が不十分なまま仮の閉創を行うと，皮下や頭蓋骨穿孔部からの出血が頭蓋内硬膜外あるいは硬膜下に貯留して，かえって頭蓋内血腫を増量させてしまう．直ちに手術室に移動できない場合，もしくは頭蓋穿孔・血腫除去後に経過観察する必要がある場合は，頭皮下に誘導したドレナージチューブを留置する．急性硬膜下血腫の場合は，脳室管などの柔らかくかつ抜去時に脳表を傷つけることの少ないチューブを用いて，硬膜下腔へ約 5 cm 挿入する．ドレナージチューブは閉鎖式のバッグに接続し，ベッド上の頭部の横の高さにおいて流動性血腫の排出をはかる．陰圧吸引は禁忌と考えてよい．

Q&A 初療室頭蓋穿頭ではどのような物品を用意すればよいか？

　通常の手術器具（切開縫合セット，バイポーラー，吸引管など）の他に，頭蓋穿頭の際に必要な物品を列挙する[2]．

- 可吸収性局所止血剤（オキシセルロース綿またはゼラチンスポンジなど）
- ボーンワックス
- 頭蓋穿孔器（手回しドリル，槍型バー，および球形バー）
- 骨鋭匙または骨膜剥離子（ジョーカーなど）
- 丸のみ鉗子（リュウエル®など）

文献　1）日本脳神経外科学会，日本脳神経外傷学会監修．重症頭部外傷治療・管理のガイドライン第3版．2 初期治療．2-4 切迫脳ヘルニアの認識と対処．5 手術適応と手術方法．5-4 急性硬膜外血腫．5-5 急性硬膜下血腫．東京：医学書院；2013. p21-4, p85-92.
　　　2）並木　淳．救急外来での外科的処置：コツとピットフォール．II 救急外来での外科的処置の実際．頭部挫創と ER 緊急穿頭．救急医学．2013; 37: 884-8.

Q & A   手回しドリルを用いた頭蓋穿孔のコツとピットフォールは？

■ 手回しドリル　使い方のコツ

1. 手回しドリルを頭蓋骨に押し当てて，槍型バーでシャリシャリと頭蓋骨を削っていく．患者の頭部が動かないように助手に抑えてもらう．

2. 槍型バーの先端が頭蓋骨内板を貫いたときに，手回しドリルの滑らかな回転がガタガタした感触に変わる．穿孔部の中心をモスキートペアンの先端などで押してみて，弾力があれば硬膜に達しているので，槍型バーを球形バーに変えてさらに頭蓋骨内板を削っていく．

3. 硬膜表面に，頭蓋骨内板が薄く残っているところまで削ったら，残った頭蓋骨内板を骨鋭匙または骨膜剥離子ではがす．穿孔を大きくしたいときは，丸のみ鉗子（リュウエル®など）を用いて穿孔部辺縁の頭蓋骨を削っていく．

ピットフォール 1　球形バーに変えて削っても硬膜が出てこない

　手回しドリルの槍型バーの先端が硬膜まで達する前に，球形バーに付け替えて頭蓋骨を削っても，緻密層からなる頭蓋骨内板はなかなか削れない．頭蓋骨外板と内板の間には海綿質の板間層があるので，槍型バーの先端が硬膜に達した時のようなガタガタした感触に変わることがある．穿孔部の中心をモスキートペアンの先端などで押してみて，まだ硬い頭蓋骨が残っていれば，さらに槍型バーで削っていく．頭蓋骨の厚さは成人で約 1 cm なので，槍型バーが進んだ深さを意識して手回しドリルを回していくとよい．

ピットフォール 2　ドリルの先端で硬膜や脳表を損傷する

　手回しドリルの槍型バーで頭蓋骨を削るときには，刃の先端が進んだ深さに注意し，頭蓋骨の厚さに近づいたら，手回しドリルを頭蓋骨に押し付ける力をやや弱くしていく．頭部 CT で頭蓋骨の厚さ（成人で約 1 cm）を確認しておくようにする．滑らかに削れていた手回しドリルが，ガタガタした感触に変わるタイミングに注意を払う．

　幼小児では頭蓋骨が薄く柔らかいので，手回しドリルを用いた穿頭の際には，槍型バーが頭蓋骨内板を貫いてしまう危険に十分な注意が必要である．エアトームや電動ドリルに付属しているカッティングバーには，頭蓋骨内板を貫くと自動

JCOPY 498-06679

的に回転が止まるストッパーが付いているので，原則として幼小児に対しては手回しドリルではなく，エアトームあるいは電動ドリルを用いたほうが安全である．

ピットフォール3　硬膜からの出血が止まらない

穿孔部に露出している硬膜表面の細い動脈から出血している場合は，バイポーラーを用いて電気凝固する．穿孔部辺縁の頭蓋骨と硬膜の隙間から出血があれば，オキシセルロース綿（オキシセル®，サージセル®）などの可吸収性局所止血剤を当てて止血をはかる．バイポーラーを頭蓋骨の下に押し込んで硬膜をはがすような操作を行うと，かえって出血を助長させてしまう．出血がコントロールできないときは，リュウエル®などで頭蓋骨を削り穿孔部を大きくして出血点を露出させ，直視下にバイポーラーで電気凝固する．

硬膜の切開部からの出血に対しては，出血点の硬膜を表と裏からバイポーラーで挟むようにして電気凝固する．

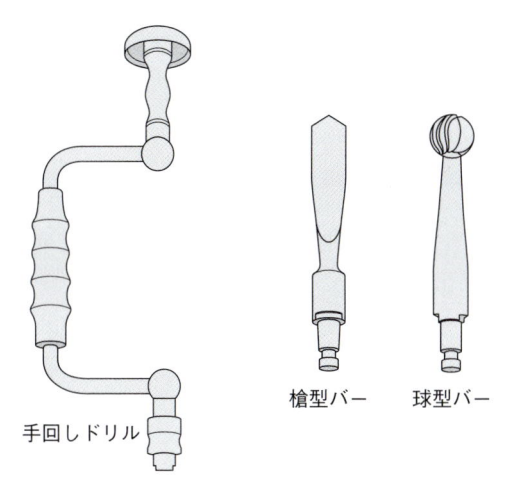

手回しドリル　　　槍型バー　球型バー

〔村中医療器㈱　WEB カタログより〕

4 髄液漏・気脳症に対する抗菌薬治療

頭部 CT で頭蓋底骨折と気脳症の所見があれば，外傷性髄液漏として治療・管理する．予防的抗菌薬投与の是非については，一定の結論が出ていない[1]．

	外傷性髄液鼻漏 CSF rhinorrhea	外傷性髄液耳漏 CSF otorrhea
身体所見	凝固せずに持続する鼻出血	凝固せずに持続する耳出血
CT 所見	篩骨洞あるいは前頭洞を含む前頭蓋底骨折	錐体骨を含む側頭骨骨折
抗菌薬の投与例	セフォタキシム（クラフォラン®，セフォタックス®） またはセフトリアキソン（ロセフィン®） 2 g DIV×2/日	
投与期間	身体所見での髄液漏（持続的鼻出血・耳出血）の停止確認まで（ただし，CT で気脳症の増悪がないこと）	

　救急初期診療で鼻出血や耳出血を認めた場合は髄液漏を疑い，CT 水平断 thin slice の骨条件画像で頭蓋底骨折の読影を行う．CT で頭蓋底骨折の部位に近接した頭蓋内の気泡は，外傷性髄液漏の診断的価値が高い．前頭蓋底骨折に伴う髄液鼻漏は鼻出血を伴うので，初療時に身体所見から鼻出血と髄液鼻漏を鑑別することは困難である．

　凝固せずに持続する鼻出血/耳出血では，綿球を詰めて止血をはかると，髄液漏の場合には鼻腔内/外耳道内に貯留した血液から逆行性に感染するリスクがある．したがって，鼻腔/外耳孔に厚めにガーゼをあてて適宜交換し，サラサラした淡血性の血性髄液がガーゼに浸みてこないかチェックし，血性が薄くなってきて流出が続いていれば，髄液漏の可能性が高い．

文献　　1）日本脳神経外科学会，日本脳神経外傷学会監修．重症頭部外傷治療・管理のガイドライン第 3 版．5 手術適応と手術方法．5-9 外傷性髄液漏．東京：医学書院；2013. p107-9.

| コラム
column | **外傷性髄液漏に対する予防的抗菌薬投与の当施設の方針** |

　JATEC では，頭蓋底骨折に対しては現時点ではルーチンの抗菌薬の予防的投与は控え，感染徴候が出現したら，髄膜炎の治療ガイドラインに従って直ちに抗菌薬を使用するとしている[2]．しかし外傷性髄液漏における髄膜炎の併発率は 7〜30％ とされ[1]，実際には受傷当日もしくは短期間の予防的抗菌薬の投与を行っている施設が多い[3]．当施設では，髄液漏の停止が確認されるまでの短期間に限って，抗菌薬の予防的投与を行っている．持続する鼻出血や耳出血は外傷性髄液漏の疑いとして，抗菌薬投与の適応としている．

　頭蓋内の気泡は，副鼻腔あるいは乳突蜂巣から骨折部位を通り侵入しているので，頭蓋内に細菌感染が及んでいる可能性がある．副鼻腔や乳突蜂巣が開放された脳外科手術の際には，麻酔導入時に抗菌薬を 1 回投与することが推奨されているので[2,4]，初療時の身体所見では明らかな髄液鼻漏/耳漏もしくは鼻出血/耳出血を認めなくても，CT 所見で頭蓋底骨折と気脳症があれば初療時に抗菌薬の投与を 1 回行うことが妥当と考えている．この場合は，入院後に身体所見としての髄液鼻漏/耳漏の徴候がないことを確認し，以後の抗菌薬の投与は中止する．

　抗菌薬の選択は，髄液移行性のよい第三世代もしくは第四世代のセフェム系抗菌薬が投与されることが多い．当施設ではセフォタキシムを重症感染症に対する用量で短期投与している．JETEC では，外傷性髄液漏が 1 週間以上続く場合は抗菌薬の予防的投与を考慮してもよいとし，セフトリアキソン（MRSA 感染のリスクが高い患者ではバンコマイシン）を選択するのが適当であるとしている[5]．抗菌薬の投与を数日を超えて不必要に長期継続することを避けるため，予防的投与の期間は一律に定めずに，投与期間は症例ごとに定めるべきである．

文献　2）日本外傷学会，日本救急医学会監修．改訂第 5 版外傷初期診療ガイドライン改訂．Appendix 1 外傷初期診療における感染症対策．Ⅰ 外傷初期診療における抗菌薬の使用法．2．頭部外傷に対する予防的抗菌薬投与．東京：へるす出版; 2016. p280.
　　　3）パネルディスカッション 3 髄液漏を伴う前頭蓋底骨折への対処法．第 27 回日本外傷学会，2013 年 5 月，福岡県久留米市．
　　　4）日本脳神経外科学会，日本脳神経外傷学会監修．重症頭部外傷治療・管理のガイドライン第 3 版．4 ICU 管理．4-15 抗菌薬の使用方法．東京：医学書院; 2013. p78-80.
　　　5）日本外傷学会監修．外傷専門診療ガイドライン改訂第 2 版．第 3 章 外傷治療戦略と戦術．6．外傷周術期戦略と集中治療管理．F 外傷後の感染対策．Ⅰ 頭部外傷における感染予防．2．頭蓋底骨折における感染予防．東京：へるす出版; 2018. p350.

5 合併する脊髄損傷への対応
1）神経原性ショックの治療

　頭部外傷に重症頸髄損傷を合併している例では，血圧低下や徐脈に対して積極的な循環維持が必要である[1]．意識障害の原因として徐脈による脳灌流の低下が否定できなければ，アトロピンⅣさらに経皮ペーシングを考慮する[2]．

	治療対象（下記のいずれか）	成人に対する処置
SBP <120 mmHg	• 重症頭部外傷（GCS≦8） • 頭部CTでICP亢進の所見 （TCDB DiffuseⅢ・Ⅳ・mass lesion; 30-31ページ参照）	1. 細胞外液　急速輸液
SBP <90 mmHg	• 脊髄損傷を合併するすべての頭部外傷 • 脊髄損傷単独外傷	1. 細胞外液　急速輸液 2. 出血性ショックの合併があればRBC-LR輸血 3. ノルアドレナリン0.05〜0.2μg/kg/分の持続Ⅳ 徐脈を伴うときは，ドパミン2〜20μg/kg/分の持続Ⅳ
徐脈（心拍数<60/分）	• 意識障害などの症状を認めるが，その原因となる頭蓋内損傷が明らかでない • 血圧低下やショックの所見など，血行動態の悪化 • 心電図モニターでQRSの脱落が2拍以上の高度房室ブロック	1. 経皮ペーシングの準備ができるまでアトロピン（1A=0.5 mg/1 mL）0.5 mg Ⅳ　改善するまで3〜5分毎に繰り返し，総量3 mg（=6A）まで 2. 経皮ペーシング（意識があれば鎮静薬・鎮痛薬を投与する） 3. 経静脈ペーシングを検討

文献　1) Ryken TC, et al. The 2012 guidelines for the management of acute cervical spine and spinal cord injury. Chapter 7 The acute cardiopulmonary management of patients with cervical spinal cord injuries. Neurosurgery. 2013; 72: 84-92. DOI: 10.1227/NEU.0b013e318276ee16
　　　2) 日本外傷学会監修．外傷専門診療ガイドライン第2版．第3章 外傷治療戦略と戦術．3 損傷部位別の治療戦略と戦術．H 脊椎・脊髄外傷．Ⅱ 急性期の治療戦略．1.全身管理．2）循環管理．東京：へるす出版；2018. p244.

JCOPY 498-06679

　脊髄の損傷レベルが上位の頸髄損傷で，損傷の程度が強いほど，積極的な循環維持が必要となる〔Frankel grade A（52-53ページ参照）の頸髄損傷に最も多い〕．血圧低下に対しては，まずは細胞外液の急速輸液を行い，反応が乏しいか一過性の場合は，昇圧薬の IV を行う．徐脈により患者の状態が不安定な場合は，2 次救命処置（ALS）にしたがった緊急処置を行い，経静脈ペーシングに備えて循環器医の応援を要請する．実際の昇圧薬と経皮ペーシングの使い方を表22 に示す．とくに Frankel grade A の頸髄損傷では，気管吸引の際に高度徐脈から心停止に至ることがあるので[1]，心電図モニターを観察しながら吸引処置を行い，脈拍数の変化に注意する．

　脊髄損傷後の徐脈に対する第 2 選択薬としては，キサンチン系薬物のアミノフィリン（ネオフィリン® 1A＝250 mg/10 mL，点滴用バッグ 250 mg/250 mL）があげられており，100～200 mg（最大量 250 mg）をゆっくり IV することを考慮してもよい[3]．

表22　昇圧薬と経皮ペーシングの使い方

	製剤名と用量	投与法
ノルアドレナリン	ノルアドレナリン注® 1A＝1 mg/1 mL	0.05～0.2 µg/kg/ 分の持続 IV 5 mg＋生理食塩水 45 mL に溶解 体重 50 kg で 1.5 mL/ 時から開始
ドパミン	イノバン注 0.3％シリンジ® 1 シリンジ＝150 mg/50 mL	2～20 µg/kg/ 分の持続 IV 0.3％シリンジを用いて 体重 50 kg で 2～20 mL/時
	除細動器のモード	設定
経皮ペーシング	ペーシングモード	心拍数 80/分，出力 10 mA から開始し QRS が捕捉される閾値より 10％高いレベルまで漸増する[4]

文献　3）日本蘇生協議会監修．JRC 蘇生ガイドライン 2015 オンライン版 2016 年最終版．第 2 章成人の二次救命処置（ALS）．[6] 心停止前後の抗不整脈療法．2 徐脈．日本蘇生協議会ウェブサイト．p80-2.
http://www.japanresuscitationcouncil.org/wp-content/uploads/2016/04/0e5445d84c8c2a3 1aaa17db0a9c67b76.pdf
4）日本循環器学会学術委員会合同研究班．循環器病の診断と治療に関するガイドライン．循環器医のための心肺蘇生・心血管救急に関するガイドライン．V．不整脈．2．徐脈．Circ J. 2009; 73（suppl Ⅲ）: 1391-3.
http://www.j-circ.or.jp/guideline/pdf/JCS2010kasanuki_h.pdf

5 合併する脊髄損傷への対応
2）急性脊髄損傷患者に対するステロイド治療

2013 年の日本脳神経外傷学会ガイドライン[1] では，脳損傷に脊髄損傷を合併する場合は慎重にステロイドの使用を考慮してもよいとしているが，2013 年の米国ガイドライン[2] では，急性脊髄損傷に対するメチルプレドニゾロンの投与は推奨しないと記載された．さらに日本と米国[3] とも，重症頭部外傷患者に対するステロイド治療は推奨されていない．したがって，脊髄損傷合併の有無にかかわらず，原則として頭部外傷患者に対するステロイド治療の適応はない．

対象	薬剤
頭部外傷の脊髄損傷合併例	原則としてステロイドは使用しない

　軽症頭部外傷に合併した急性脊髄損傷，および単独脊髄損傷に対しては，わが国のガイドライン[1] では薬剤添付文書に記された投与法により，受傷後 8 時間以内のステロイド投与が認められている．しかし，原則としてステロイドは投与しないこととし，投与する場合は脊髄外傷を専門とするエキスパートを含めたチームの判断とするべきである．

文献　1）日本脳神経外科学会，日本脳神経外傷学会監修．重症頭部外傷治療・管理のガイドライン第 3 版．4 ICU 管理．4-10 ステロイド．東京：医学書院；2013. p68-70.
　　　2）Hurlbert RJ, et al. Guidelines for the management of acute cervical spine and spinal cord injuries. Chapter 8 Pharmacological therapy for acute spinal cord injury. Neurosurgery. 2013; 72: 93-105. DOI: 10.1227/NEU. 0b013e31827765c6
　　　3）Brain Trauma Foundation. Guidelines for the management of severe traumatic brain injury. 7. Steroids. 2016, p76-83, https://braintrauma.org/uploads/13/06/Guidelines_for_Management_of_Severe_TBI_4th_Edition.pdf

JCOPY 498-06679

6 頭部挫創に対する縫合処置

　大きな挫創に対しては，血管収縮薬を含む局所麻酔薬を用いることで出血量を抑えると同時に，浸潤麻酔の作用時間を延長する効果も期待できる．また，血管収縮薬の含有により，局所麻酔薬の血中濃度の上昇が抑えられるので，使用できる許容量も増える．

洗浄・縫合時の浸潤麻酔に用いる局所麻酔薬	成人の基準最高用量
1%リドカイン注射剤（キシロカイン注 ® 1%）	20 mL
1%リドカイン・アドレナリン注射剤 〔キシロカイン注射液「1%」エピレナミン （1：100,000）含有 ®〕	50 mL

　創傷部位の頭髪を鋏もしくは小さなバリカンで短く刈って，創を観察するとともに，縫合の際に創内に頭髪が入らないようにする．皮下軟部組織に達しない浅い創では，スキンステープラーを用いた閉創でもよいが，創内に頭髪を巻き込まないようにする．皮下軟部組織に達する創では，3-0 モノフィラメント・ナイロン糸と強弯3号角針（1/2サークル，半径約8 mm）を用いた，全層の単結節縫合を原則とする．

　有髪部の浅側頭動脈や後頭動脈からの動脈性出血に対しては，出血点のやや中枢側の頭蓋骨を指で強く圧迫して一時止血をはかりつつ，バイポーラーを用意する．圧迫止血で出血をコントロールしながら，動脈の断端を電気凝固する．

7 軽症頭部外傷の入院適応判断基準

入院の判断は医学的適応のほか，独居老人や自宅が遠方で帰宅に時間がかかるなど，社会的な要因も含めて個々の症例ごとに総合的に判断する必要がある．

患者処置（Disposition）	入院適応となる臨床所見（下記のいずれか）
ICU 入院	• 外傷性頭蓋内出血の急性期（受傷後から 24 時間以内）
経過観察入院もしくは外来通院	• 外傷性頭蓋内出血の亜急性期（受傷から 24 時間を超える）
経過観察入院*	• 頭痛・嘔吐などの症状に対する入院治療が必要 • 受傷から 24 時間以内の急性期で，頭蓋内出血が出現するリスクが高いいずれかの因子がある －頭蓋骨骨折 －外傷後痙攣 －GCS ≦ 14
経過観察入院考慮*もしくは救急室で経過観察（受傷から 6 時間以上）のうえ，自宅にて家族による経過観察でも可	• 受傷から 6 時間以内の超急性期で，頭蓋内出血が出現するリスクが高いいずれかの因子がある －血液凝固障害 －高齢者（65 歳以上）
頭部外傷の注意書きを持たせて帰宅	• 受傷から 6 時間以上を経過し，上記のいずれにも該当しない

*24 時間以上の入院観察で CT 再検し頭蓋内に異常なく，意識清明かつ症状も軽微なら退院とする．

JCOPY 498-06679

　帰宅時には，頭痛や嘔吐などの症状が改善し，独歩可能であることが原則であり，家族などの付添人とともに帰宅とする．帰宅の判断に迷うときは，CT の再検を考慮する．帰宅時には「頭部外傷の注意書き」を見せながら説明し，帰宅後に再度よく読むように指導する．注意書きの内容は，病院受診もしくは電話連絡を要する場合を「速やかに頭部 CT を撮影する基準（6-10 ページ参照）」を参考にして平易な言葉で記述するとともに，帰宅後の生活指導（受傷当日の運動・アルコール摂取・入浴の禁止など）も記載する．

　初回 CT で頭蓋内に異常所見を認めなくても，頭蓋内出血が出現する相対リスクが高い因子（表 23）があれば，入院による経過観察を行うことが望ましい．このほか，重症化の予測因子としては多くの報告がある[1]．入院後はベッド上安静・禁飲食とし，受傷後 6 時間以上を経過してから（入院翌日の業務時間内に）CT を再検して頭蓋内に異常がないことが確認できたら，離床と経口摂取を許可する．受傷から 24 時間以上を経過して症状が軽微であれば，家族もしくは付添人とともに帰宅とする．帰宅後は，翌日〜数日後に再診もしくは近医脳神経外科を受診とし，問題なければ通学・就労を許可する．

表 23　軽症頭部外傷後に頭蓋内出血が出現する相対リスク（成人）[2]

因子	相対リスク
• 頭蓋骨骨折	8.4
• 外傷後痙攣	6.4
• GCS ≦ 14	4.3
• 血液凝固傷害	不明
• 高齢者（65 歳以上）	3.0
• 強度の頭痛	2.4
• 嘔吐	2.3

その他の有意な相対リスク因子（< 2.0）：局所神経所見あり，アルコール摂取，嘔気，意識消失，健忘，歩行者の交通事故，墜落による受傷，性別が男性

文献　1）日本脳神経外科学会，日本脳神経外傷学会監修．重症頭部外傷治療・管理のガイドライン第 3 版．8 軽症・中等症頭部外傷への対処．8-1 基本的な治療方針．8-2 軽症・中等症頭部外傷への対処—重症化の危険因子．東京：医学書院；2013. p155-65.
　　　2）Dunning J, et al. A meta-analysis of clinical correlates that predict significant intracranial injury in adults with minor head trauma. J Neurotrauma. 2004; 21: 877-85. doi:10.1089/0897715041526122.

8 スポーツ外傷による脳振盪の患者指導

　スポーツ外傷による頭部打撲で脳振盪の臨床所見（36 ページ参照）を認めた場合は，スポーツへの復帰について指導を行わなければならない．スポーツ以外の受傷であっても，学生の体育授業や体育系クラブ活動，スポーツ選手の現場復帰については同様に指導する．翌日再診（もしくは近医脳外科受診）を原則とする．

	指導内容（以下のすべて）[1, 2]
受傷当日	・練習や試合への復帰は禁止する ・24 時間以上の十分な休息をとる
受傷翌日以降	・症状が継続する間は，脳，身体ともに休息をとり，頭部への再打撲を避ける ・症状がないことを確認の上で（医療機関受診が望ましい），休息を入れた短時間のスポーツ，軽度の有酸素運動，競技種目のトレーニング，さらに競技者同士が接触しないトレーニングまで，段階的に運動を進めていき，各段階で症状の出現がないことを確認する（症状の出現があれば 1 段階戻す） ・コンタクトスポーツ（ラグビー，柔道など）については，メディカルチェックを受けてから再開する

　高校生以下の年齢のスポーツ選手については，それよりも年長の競技者の脳振盪の場合よりも，競技への復帰には保護者あるいは競技指導者は慎重に対応するべきとされている[1]．原則として未成年者では，本人だけでなく保護者か競技指導者への注意と指導が必要である．

文献　1）West TA, Marion DW. Current recommendations for the diagnosis and treatment of concussion in sport: a comparison of three new guidelines. J Neurotrauma. 2014; 31: 159-68.
　　　2）日本脳神経外科学会，日本脳神経外傷学会監修．重症頭部外傷治療・管理のガイドライン第 3 版．9 補遺．9-1 スポーツ頭部外傷．東京: 医学書院; 2013. p167-72.

ICU 管理

1 CT 有所見の軽症（GCS 14・15）頭部外傷の入院治療

外傷性頭蓋内出血の急性期（受傷後から 24 時間以内）は，原則として集中治療室もしくはハイケアーユニットに入院とする．入院翌日の業務時間内に（受傷後 6 時間以上を経過していること）CT を再検し，頭蓋内出血の増量や新規病変の出現なく，GCS 14・15 ならば一般床への転床を許可する．

項目	入院後の日数（目安）もしくは症状の出現	治療・管理
安静度（症状出現なければ早期離床可，特に高齢者では早期離床を推奨）	入院当日（第 1 病日）	ベッド上，頭部挙上（ギャッジアップ）30°
	第 2 病日から	ベッド上，徐々にギャッジアップ可
	第 3〜5 病日から	ベッド上起坐可
	第 5〜7 病日から	室内歩行可　次いでトイレ洗面歩行可
経口摂取	入院当日（第 1 病日）	禁飲食
	第 2 病日から	嘔気なければ飲水可
	第 3〜5 病日から	食事開始
投薬（成人）	ICP 亢進による頭痛（脳浮腫など）	CT で評価後に　グリセオール® 200 mL DIV（1 時間）×4 / 日　症状改善あれば×2/日へ減量し 2 日間で中止
	頸椎捻挫による頭痛（頸性頭痛）	ソフトウレタン製カラー（ドルフ®ソフトなど）の装着　冷シップの貼付　消炎鎮痛薬の内服

　受傷から3〜6時間後までは救急医による経過観察を行うことを原則とし，CTをフォローアップする（CTフォローアップのタイミングについては41-42ページ参照）．上記の軽症頭部外傷プロトコールに沿った治療・管理では，症状・徴候の増悪がないことを確認しながら，安静度や経口摂取を段階的に進める．頭痛・嘔気の出現や増悪，あるいは新たな神経所見を認めた場合は，適宜CTを再検する．離床後は，四肢の打撲部痛や運動時痛の出現に注意し，必要があればX線撮影を追加する．

　トイレ洗面の歩行と食事摂取が可能となり，症状が軽微であれば，家族もしくは付添人とともに退院を許可し，自宅療養とする．数日〜1週間後を目途に再診もしくは近医脳神経外科を受診とし，問題なければ通学・就労を許可する．

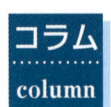

アルコール離脱反応への対応：CIWA-Ar（表24）

アルコール酩酊後の軽症頭部外傷で長期多量飲酒の病歴が疑われた場合には，見当識を0から4点，その他の9項目について0から7点のスケールで評価するCIWA-Ar[1]（表24）により，アルコール離脱反応の予測を行う．高リスク患者や合計点が10点以上ならば，予防的にビタミン B_1 であるチアミン（メタボリン®）50 mg IV し，ベンゾジアゼピンによる薬物治療を開始する（表25）．早期アルコール離脱症状は最終飲酒の約6時間以降から出現するので，深夜・未明の受傷では入院翌朝にCIWA-Arを用いて評価する．症状のピークは3日間程度で多くは7日以内に収束するので，3日間のベンゾジアゼピン内服後に徐々に減量し，症状により受傷後5〜7日間で中止する[2]（表25）．第1選択はロラゼパム（ワイパックス®）であるが[2]，ジアゼパム（セルシン®，ホリゾン®）も用いられる．

文献　1）O' Malley GF, O' Malley R. Alcohol toxicity and withdrawal. Clinical calculator: CIWA-Ar clinical institute withdrawal assessment for alcohol scale. The Merck Manual for Health Care Professionals. Merck Sharp & Dohme Corp., NJ, USA. review/revision March 2018. https://www.merckmanuals.com/medical-calculators/CIWA.htm
Sullivan JT, et al. Assessment of alcohol withdrawal: The revised clinical institute withdrawal assessment for alcohol scale（CIWA-Ar）. Br J Addiction. 1989; 89: 1353-7.
2）日本総合病院精神医学会せん妄指針改訂班編．せん妄の臨床指針〔せん妄の治療指針 第2版〕．E. 特定の病態におけるせん妄治療. 11）アルコール離脱せん妄．東京: 星和書店. 2015, p100-2.

表 24　CIWA-Ar（アルコール離脱症状評価スケール）

項目	スコア*				
	0	1〜3	4	5・6	7
嘔気・嘔吐	なし		間欠的な嘔吐のない“えずき”（heaves）		持続的な嘔気，頻回の“えずき”，および嘔吐
振戦	なし		中等度，上肢の進展により		高度，上肢を進展しなくても
発汗発作	なし		前額部に玉の汗		汗びっしょり
不安	なし		中等度，警戒心や不安が推測される		急性パニック状態（重篤なせん妄や急性統合失調症反応と同程度）
興奮	正常		中等度の落ち着きのなさ，そわそわしている		行ったり来たり歩く，常にのたうち回る
感覚障害	なし		やや高度の触感の幻覚		持続的な触感の幻覚
聴覚障害	なし		やや高度の幻聴		持続的な幻聴
視覚障害	なし		やや高度の幻視		持続的な幻視
頭痛・頭重感	なし		やや強い		きわめて強い
	0	1	2	3	4
見当識と意識混濁	見当識良好	日付があやふや	日付の失見当識（2日以内）	日付の失見当識（2日を超える）	場所あるいは人の失見当識

*合計点 0〜67

表 25　長期多量飲酒の病歴のある酩酊後の軽症頭部外傷入院患者に対する予防的ベンゾジアゼピン投与例

状態	治療
CIWA-Ar ＜10 かつアルコール離脱の高リスク* CIWA-Ar 10〜15	• ロラゼパム（ワイパックス®）0.5 mg 内服 2〜4 回 / 日 3 日間 以後は徐々に減量し 5〜7 日間で中止 • 内服不能の場合は ジアゼパム（セルシン®，ホリゾン®）5 mg IV ×2〜4/ 日
CIWA-Ar ≧ 16	• 精神神経科コンサルト

*アルコール離脱せん妄もしくは離脱痙攣の既往

2 重症頭部外傷の入院治療

1）神経集中治療の適応

　重症頭部外傷に対しては，二次的脳損傷の抑制をはかる目的で，早期から強力に各治療モダリティーを導入し，ICP を制御して脳保護を指向した神経集中治療を行う.

適応 （すべてを満たすとき）	• GCS≦8 • 急性硬膜外血腫を除く外傷性頭蓋内血腫 　（急性硬膜下血腫・脳挫傷 / 外傷性脳内血腫） • 年齢≦65 • ICP≧20 mmHg 　もしくは ICP モニターが施行できないときは，CT 所見が TCDB 分類（30-31 ページ参照）Diffuse Ⅲ・Ⅳ・mass lesion のいずれか
モニター （必須項目）	• 一般生体情報モニター 　（心電図，観血・非観血血圧，脈拍，呼吸数，SpO_2） • ICP • $EtCO_2$ • 脳温もしくは深部体温（膀胱温など）
治療・管理の項目	• 適応に従った血腫除去術（32-34 ページ参照）と外減圧術* • 頭位挙上 30°（ベッドをギャッジアップ）[1] • 積極的脳平温療法 　（脳温 35〜37℃，脳温非測定時は膀胱温） • 浸透圧利尿薬投与（グリセオール® DIV） • 呼吸管理（$PaCO_2$ 30〜35 mmHg） • 循環動態が安定していればバルビツレート療法 　（高用量バルビタール静脈内投与，3 日間） • 髄液ドレナージを考慮 　（側脳室前角穿刺によるドレナージチューブ挿入）

*外減圧術の適応は術中所見と全身状態による

文献　1）日本脳神経外科学会，日本脳神経外傷学会監修. 重症頭部外傷治療・管理のガイドライン 第 3 版. 4 ICU 管理. 4-6 頭位挙上. 東京: 医学書院; 2013. p56-7.

　ICU 入室から同時に各治療・管理の項目を導入する "top-down" 治療を，若年者（特に 45 歳以下）では積極的に検討する．これは，一次的脳損傷の周囲には可逆的傷害領域（ペナンブラ）が存在しているので，ICP 亢進がペナンブラ領域の虚血を引き起こし，さらに二次的脳損傷を増悪させる悪循環を，早期から強力に制御することが病態制御には必要であるという考え方に基づいている．このような，より aggressive に，より早期から，治療法のコンビネーションによる効果的かつ side effect を抑えた治療は，リウマチや炎症性腸疾患などの治療において導入されている．当施設では原則として年齢 65 歳以下を "top-down" 治療の適応とし，46～65 歳ではバルビツレート療法の追加を，肝機能障害の有無や循環動態などから総合的に判断している．

　これに対して，高齢者（>65 歳）や既往歴，合併損傷などから，治療リスクを慎重に判断しなければならない症例では，ガイドライン[2] に記載された標準的治療法である "step-up" 治療を行う（表26）．2000 年の米国ガイドラインでは[3]，ICP 亢進に対する治療の critical pathway が treatment option として示されていたが（髄液ドレナージ，$PaCO_2$ 30～35 mmHg の軽度過換気，マンニトール DIV を段階的に進め，次いで second tier therapy として高用量バルビツレート療法，SjO_2 モニター下での $PaCO_2$ 30 mmHg 以下の過換気），2007 年の改訂[4]

表26 従来の標準的 "step-up" 治療	
ICP が 15～25mmHg で推移している場合	• 頭位挙上 30° • 呼吸状態の確認と，必要に応じ気管挿管による補助換気（低酸素を避ける．予防的過換気は行わない．） • 高浸透圧利尿薬（マンニトール，グリセオール®）DIV
ICP が 20～25 mmHg 以上で推移している場合	頭位挙上・呼吸管理・高浸透圧利尿薬投与を行っても ICP 管理が難しい場合は，頭部 CT を再検し以下の治療手段を考慮してもよい • 髄液ドレナージ • バルビツレート療法 • 低体温療法 • 外減圧または内減圧

文献　2）日本脳神経外科学会，日本脳神経外傷学会監修．重症頭部外傷治療・管理のガイドライン
　　　　第 3 版．4 ICU 管理．4-12 頭蓋内圧亢進の治療手順．東京：医学書院；2013. p72-4.
　　　3）Brain Trauma Foundation. Management and prognosis of severe traumatic brain injury.
　　　　Part 1: Guidelines for the management of severe traumatic brain injury. Critical pathway
　　　　for the treatment of established intracranial hypertension. NY, USA: Brain Trauma Foun-
　　　　dation; 2000. p139-42.
　　　4）Brain Trauma Foundation. Guidelines for the management of severe traumatic brain inju-
　　　　ry. J Neurotrauma. 2007; 24（Suppl 1）. doi:10.1089/neu.2007.9983.

以降では治療手順の章がなくなり，各治療法のエビデンスと推奨度のみが記されるようになった．

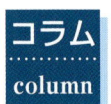 **当施設で行っている急性期 "top-down" 治療の実際**（表27）

　当施設では脳平温療法とバルビツレート療法の併用を基本としている．髄液ドレナージは，わが国では積極的に施行されてはいないのが現状であるが[5]，当施設でも頭部 CT で脳室拡大を認めた症例に限り施行している．高浸透圧利尿薬としては，グリセオール® 200 mL DIV の反復投与を行っている．マンニトールは脳ヘルニア徴候の出現時や緊急血腫除去術の術前など，緊急時に使用することとし，両者を使い分けている．グリセオール®は，マンニトールに比べて反跳現象が少ないとされ[6] ICP の持続的管理に適していること，0.9%の NaCl を含みマンニトールに比べて電解質の管理が容易であることなどが利点である．各治療・管理の詳細については，102-113 ページを参照のこと．脳平温療法にかわり深部体温 35℃ 未満とする低体温療法を採用する場合は，維持は 2〜3 日間の短期間とし，ICP を見ながら慎重に復温する．

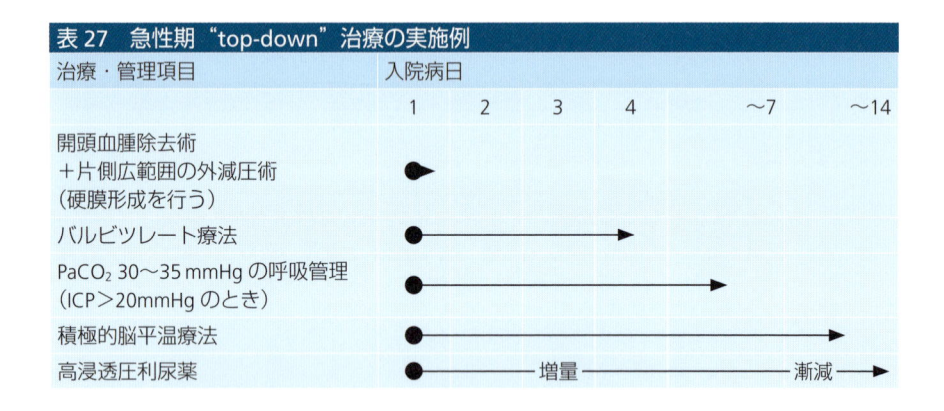

表27　急性期 "top-down" 治療の実施例

治療・管理項目	入院病日					
	1	2	3	4	〜7	〜14
開頭血腫除去術 ＋片側広範囲の外減圧術 （硬膜形成を行う）	●					
バルビツレート療法	●――――――――――→					
PaCO₂ 30〜35 mmHg の呼吸管理 （ICP＞20mmHg のとき）	●―――――――――――――――→					
積極的脳平温療法	●――――――――――――――――――――――――→					
高浸透圧利尿薬	●―――――増量―――――――――――漸減――→					

文献　5) 日本脳神経外科学会，日本脳神経外傷学会監修．重症頭部外傷治療・管理のガイドライン第 3 版．4 ICU 管理．4-4 外科的処置（外減圧，内減圧，髄液ドレナージ）．髄液ドレナージ．東京：医学書院；2013. p50-2.

　　　6) 日本脳神経外科学会，日本脳神経外傷学会監修．重症頭部外傷治療・管理のガイドライン第 3 版．4 ICU 管理．4-8 マンニトール，グリセオール®，高張食塩水．東京：医学書院；2013. p62-5.

Q&A 血腫除去術の際には外減圧術を行うべき？

　重症頭部外傷患者における治療抵抗性の ICP 亢進に対して両側の広範囲の外減圧術を行うと，むしろ転帰を悪化させたとする DECTA trial[7] の結果から，ICP 亢進に対し血腫除去を伴わない単独での外減圧術は推奨できない．外傷性脳損傷による治療抵抗性の ICP 亢進（>25 mmHg）408 例について，外減圧術と保存的治療を比較した RCT（RESCUEicp trial[8]）の結果は，外減圧術群では死亡率は低かったが，高度障害が増加し転帰良好は 2 群で同等であった．また，外減圧術群では合併症の発生率が高かった．したがって外減圧術の適応判断は，術中所見に加えて年齢，合併損傷や既往歴などの全身状態を含めて，症例ごとに検討すべきである．

　急性硬膜下血腫や，広範な脳挫傷と片側の脳腫脹に対しては，予防的な片側の外減圧術がしばしば行われており[9]，当施設でも術後の脳腫脹が予想される急性硬膜下血腫あるいは外傷性脳内血腫に対する血腫除去術の際には，片側の外減圧術を行っている．ただし，外減圧術によって硬膜下水腫や外傷性水頭症の発生を増加させることが報告されているので，脳萎縮のある高齢者で，術中所見で血腫除去後の脳表に脳挫傷の所見がなく，脳の退縮が良好な例では，外減圧術を行わないことが妥当であろう．

文献　7）Cooper DJ, et al. Decompressive craniectomy in diffuse traumatic brain injury. N Engl J Med. 2011 364(16): 1493-502. doi: 10.1056/NEJMoa1102077.
　　　8）Hutchinson PJ, et al. Trial of decompressive craniectomy for traumatic intracranial hypertension. N Engl J Med. 2016; 375(12): 1119-30. doi: 10.1056/NEJMoa1605215.
　　　9）Rosenfeld JV, et al. Early management of severe traumatic brain injury. Lancet. 2012; 380(9847): 1088-98. doi: 10.1016/S0140-6736(12)60864-2.

2 重症頭部外傷の入院治療
2) 呼吸・循環管理

　SpO$_2$ と EtCO$_2$（125 ページ参照）で連続モニターし，動脈血液ガスを測定して（1日4回程度，連続モニターの変動があれば適宜）人工呼吸器の設定を変更する．SBP＞120 mmHg の場合，ICP 亢進によって脳灌流圧（CPP）が低下しても，昇圧薬の投与は通常行わない．SBP≦120 mmHg で，循環血液量の低下があれば輸液もしくは赤血球液（RBC-LR）の輸血，循環抑制があればカテコラミンの投与を行う．ICP 亢進により CPP が低下した場合は，まず ICP 制御・脳保護のための体位・呼吸・循環・輸液・体温管理が適切に行われているか確認し，頭部 CT の再検を考慮する．

	呼吸管理指標		循環管理指標	
	PaO$_2$ （mmHg）	PaCO$_2$ （mmHg）	CPP （mmHg）	Hb （g/dL）
ICP＜20 mmHg のとき	> 80	35〜45	> 60	> 10
ICP≧20 mmHg のとき		30〜35		
バルビツレート療法中			> 50	
連続モニター	SpO$_2$	EtCO$_2$	ICP および 観血的血圧	
検査	動脈血液ガス			採血
処置	人工呼吸器の FiO$_2$ 調節	人工呼吸器の 呼吸回数調節	ICP 亢進に 対する治療	RBC-LR 輸血

　呼吸管理の指標は，初期診療における呼吸管理（16-17 ページ参照）と同様であるが，ICP モニターの値に従って $PaCO_2$ が至適範囲内になるよう，人工呼吸器の呼吸数を調節する．神経集中治療により ICP が制御できていれば，$PaCO_2$ を下げて脳血管を収縮させることは脳血流の低下を招くので，$PaCO_2$ は正常範囲にコントロールする．ICP が亢進している場合は，軽度の過換気で管理し，過度の血管収縮による脳血流の低下を避けながら，ICP を制御する．とくに，脳血流の低下をきたすことの多い受傷後 24 時間は，ICP$<$20 mmHg に制御できている場合，過換気による低 CO_2 血症（$<$35 mmHg）は避けるべきである[1,2]．

　2016 年の米国ガイドラインの改訂では CPP の管理目標は 60～70 mmHg とされ[4]，輸液や昇圧薬を積極的に用いて CPP$>$70 mmHg に維持することは避けるべきとしている[3,4]．しかし，適切な輸液管理（105-107 ページ参照）のもとで CPP$>$70 mmHg の場合に，降圧薬の持続 IV で平均動脈血圧を低下させて CPP$\leqq$70 mmHg に管理する必要はないと思われる．ただし，ICP$<$20 mmHg に制御されていて，既往歴に高血圧があり SBP$>$180 mmHg が持続して CPP$>$70 mmHg となる症例では，降圧薬の胃管からの内服投与もしくは持続 IV を考慮する．

　CPP の適正値は個々の症例により異なるが[3,4]，脳代謝が抑えられ，脳保護が行われているバルビツレート療法中では CPP$>$50 mmHg を維持し（111 ページ参照），バルビツレート療法未施行例（高齢者など）やバルビツレート療法終了後では CPP$>$60 mmHg を指標として，神経集中治療の漸減を行っていく．

　日米のガイドラインには ICU 管理における輸血治療の指標は記載されていないが，神経集中治療が終了する受傷 7～14 日後までは脳組織への酸素供給を維持するため，初期診療における重症頭部外傷の管理目標と同じく，Hb$>$10 g/dL

文献　1) 日本脳神経外科学会，日本脳神経外傷学会監修．重症頭部外傷治療・管理のガイドライン第 3 版．4 ICU 管理．4-7 過換気療法．東京: 医学書院; 2013. p57-62.

　　　2) Brain Trauma Foundation. Guidelines for the management of severe traumatic brain injury. 5. Ventilation therapies. 2016, p62-6, https://braintrauma.org/uploads/13/06/Guidelines_for_Management_of_Severe_TBI_4th_Edition.pdf

　　　3) 日本脳神経外科学会，日本脳神経外傷学会監修．重症頭部外傷治療・管理のガイドライン第 3 版．4 ICU 管理．4-3 頭蓋内圧（ICP）と脳灌流圧（CPP）の治療閾値．CPP の治療閾値．東京: 医学書院; 2013. p44-6.

　　　4) Brain Trauma Foundation. Guidelines for the management of severe traumatic brain injury. 17. Cerebral perfusion pressure thresholds. 2016, p181-90, https://braintrauma.org/uploads/13/06/Guidelines_for_Management_of_Severe_TBI_4th_Edition.pdf

を目安に RBC-LR の輸血を適宜行う．とくに急性期（受傷後数日以内）の開頭術後や，多発外傷における皮下軟部組織への持続的な出血による貧血の進行に対しては，積極的に対処する．

Q&A 気管切開はいつ行うか？

　重症頭部外傷の ICU 管理では，気管挿管による気道確保の長期化が避けられず，気管切開を要する症例は多い．しかし，気管切開のタイミングについてはガイドラインには記されていない．ICU 入室の重症患者について早期気管切開（挿管後6〜8日）と後期気管切開（挿管後13〜15日）を比較した RCT [5] では，両群におけるレスピレーター関連肺炎の発症率に有意差は認められなかった．したがって，気管挿管の長期化が予想されればなるべく早期に気管切開を行うことが原則ではあるが，実際には第7病日ごろまでに鎮静薬を休薬して意識レベルを確認し，近日中に気管挿管を抜管できる見通しがなければ気管切開の適応と判断して，入院第2週（第8〜14病日）に実施するスケジュールが考えられる．

　なお，気管支鏡を併用した経皮的気管切開キットとして，ネオパーク®，ウルトラパーク®，パーキュティニアス・トラキオストミー・キット®，チャリアブルーライノ® G2 がある．コンベンショナルな気管切開に習熟したうえで，これらの経皮的気管切開キットを用いることを原則とする．

文献　5) Terragni PP, et al. Early vs late tracheotomy for prevention of pneumonia in mechanically ventilated adult ICU patients: a randomized controlled trial. JAMA. 2010; 21; 303 (15): 1483-9. doi: 10.1001/jama.2010.447.

JCOPY 498-06679

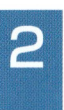 **2** 重症頭部外傷の入院治療
3）輸液管理と高浸透圧利尿薬

> グリセオール® DIV は 6 時間毎もしくは 4 時間毎の定時投与とし，ICP により増量あるいは減量する．受傷後第 2 週（～第 14 病日）までに×2/日に漸減したのち終了する．高浸透圧利尿薬としてマンニトール（マンニットール® 1V＝300 mL＝60 g）を採用する場合は，ICP 亢進時（ICP≧20～25 mmHg のとき）に 0.25～1 g/kg を急速 DIV するが，反跳現象に注意する[1]．循環動態が不安定なとき（SBP＜90 mmHg）は，高浸透圧利尿薬の使用を中止する．
>
> | | 輸液（成人） | 高浸透圧利尿薬（成人） |
> |---|---|---|
> | ICP＜20 mmHg のとき | 維持液 1,500mL/日 | グリセオール® 200 mL DIV（1 時間）×4/日 |
> | ICP≧20 mmHg が続くとき | 適宜増減 | グリセオール® 200 mL DIV（1 時間）×6/日 |
> | ICP≧20mmHg かつ 低浸透圧性低 Na 血症のとき （血漿浸透圧≦285 mOsm/L, Na≦135 mEq/L） | 3%食塩水* 1,500mL/日 適宜増減 ＋K 補正 | グリセオール® 200 mL DIV（1 時間）×6/日 |
> | モニタリング・検査 | in-out バランス 電解質 | 血漿浸透圧 |
>
> * 3%食塩水 520 mL＝生理食塩水 400 mL＋10% NaCl 120 mL

重症頭部外傷の急性期に低浸透圧血症をきたすと，頭蓋内の血管壁と血漿間の浸透圧較差の結果として，脳浮腫を増悪させて ICP を上昇させることになるので，低浸透圧低 Na 血症は避けなければならない．動脈血液ガス分析の Na 値で

文献 1）日本脳神経外科学会，日本脳神経外傷学会監修．重症頭部外傷治療・管理のガイドライン 第 3 版．4 ICU 管理．4-8 マンニトール，グリセオール®，高張食塩水．東京：医学書院；2013. p62-5.

モニターし，水分バランスでは in-over にならないように注意する．氷点降下法による血漿浸透圧の測定ができない場合，あるいは即日に測定結果が得られない場合は，計算式により推定する（120 ページ参照）．ICP が亢進している場合（ICP≧20 mmHg），血漿浸透圧は基準範囲の上限前後（290〜300 mOsm/L）で管理することが望ましく，145〜150 mEq/L の高 Na 血症は許容範囲とする．ただし，高浸透圧利尿の結果，血液が濃縮して高浸透圧血症をきたすと，血液粘度の上昇による脳血流量の低下を招くので，血漿浸透圧＞300 mOsm/L は避け，in-out バランスをチェックして脱水となっている場合は輸液量の補正を行う．

　重症頭部外傷の亜急性期の集中治療管理中に，血管内に体幹部の間質液が移行して，低浸透圧性低 Na 血症をきたすことがある．この場合，ICP 亢進に対する高浸透圧利尿薬の効果が得られないので，低 Na 血症が進行しないうちに，3% 高張食塩水（HS: hypertonic saline）で補正を開始する．

　グリセオール®は，高浸透圧利尿薬としてわが国では多くの施設で使用されているが，国際的にはマンニトールが一般的で，米国ガイドライン[2]にグリセオール®の記載はない．しかしマンニトールに関しても，反復投与や定時で数日間使用することの十分なエビデンスはない[1,2]．グリセオール®を神経集中治療において使用した科学的論文がきわめて少ないため，投与方法・期間に関する情報は乏しい．添付文書[3]の用法・用量は，成人 1 回 200〜500 mL DIV（500 mL あたり 2〜3 時間）×1〜2/日，投与期間は 1〜2 週（年齢，症状により適宜増減）であるが，ICP を低下させる効果の持続は DIV 終了後 2〜3 時間とされているので，重症頭部外傷急性期の ICP 制御目的では，200 mL の反復投与×4〜6/日が経験的に最も効果的と思われる．

文献

2）Brain Trauma Foundation. Guidelines for the management of severe traumatic brain injury. 3. Hyperosmolar Therapy. 2016, p49-56, https://braintrauma.org/uploads/13/06/Guidelines_for_Management_of_Severe_TBI_4th_Edition.pdf

3）グリセオール注　太陽ファルマ株式会社　添付文書. 2018 年 4 月 2 日更新.
http://www.info.pmda.go.jp/go/pack/2190501A4084_3_01/

 JCOPY 498-06679

Q&A　マンニトールは頭蓋内出血に対して投与できない？

　マンニトール（マンニットール®）の添付文書[4]では，禁忌として急性頭蓋内血腫のある患者には投与しないことと記され，その理由として脳圧により一時止血していたものが，頭蓋内圧の減少とともに再び出血し始めることもあると説明している．出血源を処理し，再出血のおそれのないことを確認しない限り，本剤を投与しないこととされており[4]，救急初期診療におけるマンニトールの使用は，引き続き開頭術による血腫除去と止血操作を行う準備がなされている場合に限られる（78-79 ページ参照）.

　ICU においては SBP<90 mmHg の低血圧時を除き，ICP 亢進に対するマンニトールの使用が推奨されているので[1]，頭部 CT のフォローアップにより出血の増大がないことが確認されれば，ICP 亢進時にマンニトールを使用して差し支えないと考えられる．ただし 2016 年改訂の米国ガイドライン[2]では，科学的根拠が十分ではないため，マンニトールの使用を推奨する記載が削除されている.

　一方，グリセオール®については，マンニトールのような添付文書上の急性頭蓋内血腫に対する使用の制限はないが，ICP 低下の作用効果はマンニトールと同様であるので，外傷性頭蓋内出血患者における ICU 入室後の投与の開始は，通常は第 2 病日（入院翌日）の CT にて出血の増量がないことを確認してからとする.

文献　4）20％マンニットール注射液「YD」　株式会社陽進堂　添付文書. 2018 年 5 月 22 日更新.
　　　http://www.info.pmda.go.jp/go/pack/2190400A3077_2_02/

2 重症頭部外傷の入院治療

4) 体温管理（積極的脳平温療法）

　脳温もしくは深部体温（膀胱温など）を連続モニターして，ICU 入室時から積極的に体温を管理する．可能ならば脳温と深部体温を同時モニターし，脳温に基づいた体温管理を行う．とくに受傷当日や術直後の体温上昇に対しては，冷水胃洗浄を繰り返し，体温を数時間以内に 37.0℃以下へコントロールする．

	管理指標・治療基準	方法・薬剤
冷却	体温設定 35.0〜37.0℃ （ターゲット 36.0℃）	• 冷水ブランケット（背面と体表前面）もしくは（併用可） • 中心静脈留置型カテーテル冷却
	体温＞ 37.0℃のとき	• 冷水胃洗浄
解熱薬	体温＞ 37.0℃のとき	• インドメタシン坐剤（インテバンズポ®）50 mg 挿肛
筋弛緩薬	シバリングがあるとき	• 鎮静薬（プロポフォールなど）併用し，ロクロニウム（エスラックス® 1V＝50 mg/5 mL） 初回 0.6 mg/kg（＝体重 50 kg，3 mL）IV 維持 7 μg/kg/ 分（＝体重 50 kg, 2.1 mL /時）持続 IV もしくは • 37.0℃以下の体温管理を中止

　温度センサー付き ICP モニター（カミノ®プレッシャーモニタリングカテーテル）が使用可能な場合は，脳温を指標とした管理を行う．そのほかの深部体温としては，膀胱温もしくは直腸温を連続モニターする．また，重症頭部外傷における，脳温と深部体温（膀胱温）の同時測定の意義についても報告されており[1]，膀胱温と解離した脳温の上昇（ΔT＝脳温－膀胱温）は hyperemia の状態（脳

血流に対する脳代謝の低下）を示していると考えられるが，ΔTを管理指標とするまでのエビデンスは得られていない．体温冷却装置には深部体温の温度センサーを接続して，灌流する冷水の温度をコントロールするシステムを使用するが，過去数時間の患者体温の変化を踏まえて，システムのターゲット温設定をこまめに調節する必要がある．筋が小刻みに震えるシバリングは，体温低下に対して筋肉を動かすことで熱産生し体温を上昇させようとする生理現象であるので，積極的脳平温療法のためには筋弛緩薬を用いてシバリングを抑制する．ただし，てんかん性痙攣との鑑別が必要であるので，筋弛緩の開始にはICU管理チームによる判断が望ましい．また，神経集中治療の漸減中（受傷後7日以降）であれば，積極的な37.0℃以下の体温管理を中止し，体表冷却と解熱薬投与による体温管理目標を38.0℃以下に緩和する．

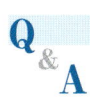

体温冷却のためにはどのような装置があるか？

　水循環方式のウォーターブランケット型体温維持装置（メディサーム®など）による表面冷却が，最も広く用いられている．ブランケットタイプのほか，体に巻きつけるラプルラウンドタイプもある．中心静脈留置型カテーテル冷却（サーモガードシステム®）は，バルーン付中心静脈カテーテルを介して，血管内で血液と熱交換を行うことにより体温調節を行う．ウォーターパッド冷却加温装置システム（Arctic Sun®）は，ハイドロゲルの熱伝導パッドを患者の背面・大腿などに装着し，冷水を循環して体温をコントロールする．

　診療報酬における低体温療法の算定は心肺蘇生後の患者に対して直腸温35℃以下に維持した場合に限られ，頭部外傷などの脳傷害に対する治療的低体温の場合には算定できない（2018年度保険改訂時点での算定要件）．なお，低体温療法の迅速な導入を目的として開発された咽頭冷却装置（クーデックアイクール®）は，心停止後患者に対してのみ使用可能である[2]．

文献　1) Suehiro E, et al. Significance of differences between brain temperature and core temperature（δT）during mild hypothermia in patients with diffuse axonal injury. Neurol Med Chir（Tokyo）. 2011; 51(8): 551-5.
https://www.jstage.jst.go.jp/article/nmc/51/8/51_8_551/_pdf
　　　2) クーデックアイクール　大研医器株式会社　添付文書．2017年9月改訂．
http://www.info.pmda.go.jp/ygo/pack/400478/22600BZX00077000_A_01_02/

コラム column 重症頭部外傷に対する積極的平温療法と低体温療法の現状

　積極的平温療法は体温管理の目標温度を 35〜37℃ とし，このうち脳温を測定して体温管理の指標としている場合が積極的脳平温療法である．低体温療法では，目標体温を 32〜34℃ とすることが多い．

　重症頭部外傷に対する低体温療法については，33℃，2 日間の体温管理の効果を検討した 2001 年多施設 RCT[3] では，死亡率と転帰の改善を示すことができなかった．一方 2002 年，心肺停止蘇生後に対して，32〜34℃，12〜24 時間の低体温療法により神経学的転帰の改善が得られたことが報告され[4, 5]，現在わが国においても心肺蘇生後の患者に限り低体温療法が保険収載（開始日から 3 日間）されている．しかし 2013 年，心肺停止蘇生後の脳低温療法（33℃，24 時間）についても，平温管理（36℃）と比べて死亡率と神経学転帰のどちらも差を認めなかったとする大規模 RCT（TTM trial[6]）の結果が発表された．したがって現時点では，重症頭部外傷後の脳保護を目的とした体温管理において，十分な合併症のリスク評価を行わずに低体温療法（目標体温 32〜34℃）を行うことの妥当性は乏しいといえる．

　わが国のガイドライン[7] では，低体温療法を考慮してよい症例として，呼吸循環動態が安定している，若年者（とくに 20 歳以下），血腫除去術後，受傷後早期に導入できる場合，などをあげている．2016 年の米国ガイドラインでは，びまん性脳損傷に対して早期に予防的低体温療法（48 時間）を行うことは推奨されていない[8]．

文献　3）Clifton GL, et al. Lack of effect of induction of hypothermia after acute brain injury. N Engl J Med. 2001; 344(8): 556-63. DOI: 10.1056/NEJM200102223440803. http://www.nejm.org/doi/full/10.1056/NEJM200102223440803

4）Hypothermia after Cardiac Arrest Study Group. Mild therapeutic hypothermia to improve the neurologic outcome after cardiac arrest. N Engl J Med. 2002; 346(8): 549-56. DOI: 10.1056/NEJMoa012689. http://www.nejm.org/doi/full/10.1056/NEJMoa012689

5）Bernard SA, et al. Treatment of comatose survivors of out-of-hospital cardiac arrest with induced hypothermia. N Engl J Med. 2002; 346(8): 557-63. DOI: 10.1056/NEJMoa003289. http://www.nejm.org/doi/full/10.1056/NEJMoa003289

6）Nielsen N, et al. Targeted temperature management at 33° C versus 36° C after cardiac arrest. N Engl J Med. 2013; 369(23): 2197-206. doi: 10.1056/NEJMoa1310519. http://www.nejm.org/doi/full/10.1056/NEJMoa1310519

7）日本脳神経外科学会，日本脳神経外傷学会監修．重症頭部外傷治療・管理のガイドライン第 3 版．4 ICU 管理．4-11 低体温療法．東京: 医学書院; 2013. p70-2.

8）Brain Trauma Foundation. Guidelines for the management of severe traumatic brain injury. 2. Prophylactic Hypothermia. 2016, p36-48, https://braintrauma.org/uploads/13/06/Guidelines_for_Management_of_Severe_TBI_4th_Edition.pdf

2 重症頭部外傷の入院治療
5）バルビツレート療法

　バルビツレート療法は 3 日間（72 時間）で終了する．血圧の低下に注意し，とくに投与開始から 1 時間の loading dose 投与中は，ベッドサイドで観察して血圧低下があれば直ちに必要な処置を行う．

適応 （すべてを 満たすと き）		• GCS≦8 • 急性硬膜外血腫を除く外傷性頭蓋内血腫 　（急性硬膜下血腫・脳挫傷 / 外傷性脳内血腫） • 年齢≦65 　（年齢≦45 で積極的適応，46〜65 歳では既往歴・合併外傷 　などから症例により適応を慎重に判断） • 循環動態が安定 　（多発外傷の出血性ショックからの回復例は適応外）	
薬剤と 投与量		チオペンタール（ラボナール®， 1A＝0.5 g＋注射用水 20 mL＝25 mg/mL） • 初回 10 mg/kg/時（＝体重 50 kg，20 mL/時）持続 IV 1 時間 • 維持 2 mg/kg/時（＝体重 50 kg，4 mL/時）持続 IV 3 日間	
循環 管理	指標	SBP＞100 mmHg	CPP＞50 mmHg
	処置	血圧低下に対しては下記の順に行う ① loading dose では投与速度を遅くする 　（5mg/kg/ 時 持続 IV 2 時間） ② ICP≦20 mmHg ならチオペンタール持続 　IV の中止 ③ ドブタミン（ドブトレックスキット点滴 　静注用®600 mg，1V＝600 mg/200 mL） 　5 μg/kg/分から開始，20 μg/kg/分まで増 　量（＝体重 50 kg，5〜20 mL/ 時）DIV ④ hypovolemia があれば輸液 　貧血があれば RBC-LR の輸血 ⑤ ICP の値にかかわらず，チオペンタール 　持続 IV の中止	CPP の低下に対 しては，下記を 確認する • 血圧の維持 • ICP 亢進に対す 　る治療

　神経集中治療におけるバルビツレート療法の要点は，チオペンタールの循環抑制による低血圧でCPPを低下させないことである．一方で，バルビツレート療法の効果を速やかに得るため，最初の1時間でloading doseを投与して血中濃度の上昇をはかる．したがってバルビツレート療法中，とくに開始当初の綿密な循環管理が重要で，血圧の低下に対しては直ちに必要な処置を行う．心機能低下や心疾患既往歴のある患者，多発外傷に対して大量輸血を行った患者は，基本的に適応外と考えたほうがよい．

　ガイドライン[1]で示されているチオペンタールの投与量は，初回2〜10 mg/kgのbolus投与，維持量1〜6 mg/kg/時である．プロトコールではチオペンタール血中濃度を速やかに上昇させて，その濃度を維持するため，10 mg/kgの初回投与後，2 mg/kg/時を維持量とする．Loading doseの10 mg/kgをbolus投与すると血圧低下をきたすので，1時間をかけた持続IVとし，血圧が低下するようであればloading doseの投与速度を遅くして対処する．従来，バルビツレート療法では脳波のburst supressionを指標とした維持量の投与（チオペンタールで4〜6 mg/kg/時）が行われてきたが，この投与量でも心血管抑制作用が顕著となりCPP低下をきたすことが指摘されている．バルビツレートの効果はburst supressionをきたすよりも低用量で得られるとの報告もあるので，burst supressionを指標とした維持量による循環抑制を避けるため，維持量は2 mg/kg/時とする．循環動態が安定している若年例でICPコントロールが不良な場合は，aEEG（128-129ページ参照）などの脳波モニター下でチオペンタール維持量の増量を検討してもよいだろう．なお，静注用のペントバルビタールは製造中止となっているので，バルビツレート療法ではチオペンタール（ラボナール®）を用いる．

　バルビツレート療法中は動脈血液ガスで電解質の変動に注意する．低カリウム血症に対しては，シリンジポンプを用いたKCl微量持続IVによるカリウム補正を行うが，チオペンタールの投与終了後はリバウンド高カリウム血症をきたすことがあるので[2]，KClの投与は一旦中止して血清K値の急激な上昇を防ぐようにする．

文献　　1）日本脳神経外科学会，日本脳神経外傷学会監修．重症頭部外傷治療・管理のガイドライン　第3版．4 ICU管理．4-9 バルビツレート療法．東京：医学書院；2013. p65-8.
　　　　2）ラボナール注射用 ニプロ ES ファーマ株式会社　添付文書．2017年10月1日更新．
　　　　http://www.info.pmda.go.jp/go/pack/1115400X1027_2_01/

JCOPY 498-06679

コラム column 　重症頭部外傷に対するバルビツレート療法の現在の考え方

　米国ガイドライン[3]では，脳波の burst supression を目標とした
バルビツレートの予防的投与は推奨されておらず，高用量バルビツ
レート療法は最大の標準的な保存的・外科的治療でも制御不能な ICP 亢進に対
する治療法として推奨されている．しかし，その根拠となった class 2 の 2 つの
RCT はいずれも，予防的過換気療法，輸液制限，およびステロイド投与が重症
頭部外傷に対する標準的神経集中治療と考えられていた 1980 年代に行われたも
のであり，現代の臨床への適応性は低いであろうと記されている．バルビツレー
トは強力に ICP を低下させ，脳酸素消費量も抑制するが[4]，呼吸・循環系抑制
の合併症のために一般的には second tier therapy とされている．したがって，
burst supression を指標とした維持量よりも少ない投与量（ただし loading dose
で血中濃度の上昇をはかる）による循環抑制の低減，現代の神経集中治療の進歩
による合併症の少ない治療・管理，合併症リスクを踏まえた症例ごとの慎重な適
応判断，さらに ICU における高度な集中治療による十分な合併症への対応と管
理を行うことができれば，ICP 亢進のある重症頭部外傷患者の神経集中治療にお
いて，バルビツレートは主要な治療手段のひとつとして考えてよい．

文献　3）Brain Trauma Foundation. Guidelines for the management of severe traumatic brain inju-ry. 6. Anesthetics, Analgesics, and Sedatives. 2016, p67-75, https://braintrauma.org/up-loads/13/06/Guidelines_for_Management_of_Severe_TBI_4th_Edition.pdf
　　　4）日本脳神経外科学会，日本脳神経外傷学会監修．重症頭部外傷治療・管理のガイドライン第 3 版．4 ICU 管理．4-5 鎮静，鎮痛，不動化．東京：医学書院；2013. p52-4.

2 重症頭部外傷の入院治療
6) プロポフォール, デクスメデトミジン

　重症頭部外傷の鎮静には, バルビツレートが投与されていなければプロポフォールを使用する. プロポフォールは維持量が過量投与とならないように, また長期投与にならないように注意する. プロポフォール・デクスメデトミジンによる鎮静では, 鎮痛薬を併用する (表 8, 19 ページ).

除外例	小児 (年齢≦15 歳)
適応 (いずれか)	• 気管挿管された外傷性脳損傷患者の鎮静 • 神経集中治療の適応でバルビツレート療法の非施行時 • バルビツレート療法の終了後
薬剤と投与量 (併用可)	プロポフォール(1%ディプリバン®, 1%プロポフォール® 1 A＝200 mg/20 mL, 1V=500 mg/50 mL, 1,000 mg/100 mL) • 初回 0.5 mg/kg(＝体重 50 kg, 2.5 mL) slow IV(2.5mL/10 秒) 追加投与可 • 維持 1.2～4.5 mg/kg/時 (＝体重 50 kg, 6～22.5 mL/時)持続 IV, 原則として 2 日間 デクスメデトミジン(プレセデックス静注液® 200μg 1A=200μg/2 mL＋生理食塩水 48mL=200μg/50mL) • 0.2～0.7 μg/kg/時(＝体重 50 kg, 2.5～8.75 mL/時) 持続 IV, 5 日間まで

　プロポフォールは, 重症頭部外傷の ICP コントロールに推奨され, 脳代謝と脳酸素消費量も抑制するため, 脳保護効果も期待できるとされている[1]. GCS 9～10 の外傷性脳損傷患者で不穏・体動があれば, 気管挿管を前提としたプロポ

文献　1) Brain Trauma Foundation. Guidelines for the management of severe traumatic brain injury. 6. Anesthetics, Analgesics, and Sedatives. 2016, p67-75. https://braintrauma.org/uploads/13/06/Guidelines_for_Management_of_Severe_TBI_4th_Edition.pdf

A

急性期

フォールによる鎮静を検討する．GCS≦8の重症頭部外傷で神経集中治療の適応（98-100ページ参照）であるが，年齢≧65歳，もしくは46〜65歳で既往歴・合併外傷などからバルビツレート療法の循環抑制のリスクが高いと判断した症例に対しては，ICPを低下させ脳保護作用もあるプロポフォールを積極的に使用する．バルビツレート療法の終了後に鎮静の目的でプロポフォールもしくはデクスメデトミジンを投与する場合は，チオペンタール投与終了後の2〜3日間意識レベルを確認し，鎮静の要否を判断する．ICP>20 mmHgの場合は，バルビツレート療法に引き続いて維持量から開始してもよい．

高カリウム血症，代謝性アシドーシス，心筋障害，横紋筋融解症，腎不全などをきたす致命的なpropofol infusion syndromeの危険があるため，プロポフォールは小児の集中治療における人工呼吸中の鎮静には禁忌である．添付文書[2]では投与期間は通常7日間までとされているが，米国ガイドライン[1]では成人においても重症患者に対する48時間を超えた投与は極めて慎重に行わなければならないとしているので，プロポフォールの投与期間は原則として2日間とする．投与レジメンは旧版の米国ガイドライン[3]の記載に準拠した（2016年の改定版[1]には記載なし）．デクスメデトミジンは小児での使用は禁忌とはなっていないが，18歳未満の患者に対する安全性は確立していないとされており[4]，プロポフォール・デクスメデトミジンともに，小児重症頭部外傷患者の定義[5]である年齢≦15歳には使用しないことを原則とする．

プロポフォールで鎮静を得るために4.5 mg/kg/時を超える投与量が必要な場合は，デクスメデトミジンを併用する．プロポフォールの使用が2日間を超えて鎮静が必要な場合も，デクスメデトミジンへの変更を検討する．デクスメデトミジンは呼吸抑制が比較的少なく，気管挿管の抜管後の鎮静にも用いることができる．

文献　2) 1%ディプリバン注-キット アスペンジャパン株式会社　添付文書．2018年3月27日更新．http://www.info.pmda.go.jp/go/pack/1119402G1025_2_02/
3) Brain Trauma Foundation. Guidelines for the management of severe traumatic brain injury. XI. Anesthetics, Analgesics, and Sedatives. J Neurotrauma. 2007; 24 (Suppl 1) : S71-6. doi:10.1089/neu.2007.9983.
4) プレセデックス静注液200μg「マルイシ」丸石製薬株式会社　添付文書．2018年7月23日更新．http://www.info.pmda.go.jp/go/pack/1129400A1038_1_11/
5) 日本脳神経外科学会，日本脳神経外傷学会監修．重症頭部外傷治療・管理のガイドライン第3版．7小児・高齢者重症頭部外傷．7-1小児重症頭部外傷．東京: 医学書院; 2013. p123-49.

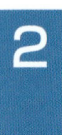

2 重症頭部外傷の入院治療
7）栄養管理

入院当日は禁飲食とするが，24〜48 時間以内に早期経腸栄養（early EN: early enteral nutrition）を開始する．EN が不十分な場合には，補助的経静脈栄養（SPN: supplemental parenteral nutrition）を行う．

	適応	時期	成人投与量
経腸栄養（EN）	血行動態が安定	入院 24〜48 時間以内に開始	10〜20 kcal/時から開始し，25〜30 kcal/kg/日の目標量まで 1 週間以内に増量
補助的経静脈栄養（SPN）	EN が目標量の 60％に達しない場合	第 4 病日以降に開始	EN＋SPN で目標量 25〜30 kcal/kg/日

米国[1]と欧州[2]の集中治療患者に関するガイドラインでは，ICU 入室 24〜48 時間以内もしくは 24 時間以内の early EN を推奨しており，わが国の重症頭部外傷ガイドライン[3]でも，腸管粘膜の萎縮や腸内細菌交代現象を防ぐため，より早いタイミングでの EN の投与開始が望ましいとしている．重症頭部外傷後の代謝亢進と異化亢進に対して，遅くとも受傷後 5 日目，せめて 7 日目までに目標量のカロリー投与を達成する[4]．ただし，バルビツレート療法の適用症例では，

文献　1）Martindale RG, et al. Guidelines for the provision and assessment of nutrition support therapy in the adult critically ill patient: Society of Critical Care Medicine and American Society for Parenteral and Enteral Nutrition: Executive Summary. Crit Care Med. 2009; 37(5): 1757-61. doi: 10.1097/CCM.0b013e3181a40116.
　　　2）Singer P, et al. ESPEN Guidelines on Parenteral Nutrition: intensive care. Clin Nutr. 2009; 28(4): 387-400. doi: 10.1016/j.clnu.2009.04.024.
　　　3）日本脳神経外科学会，日本脳神経外傷学会監修．重症頭部外傷治療・管理のガイドライン第 3 版．4 ICU 管理．4-14 栄養管理．東京：医学書院；2013. p76-8.
　　　4）Brain Trauma Foundation. Guidelines for the management of severe traumatic brain injury. 8. Nutrition. 2016, p84-98, https://braintrauma.org/uploads/13/06/Guidelines_for_Management_of_Severe_TBI_4th_Edition.pdf

バルビツレートによる代謝抑制と腸管運動の低下があるので，チオペンタールの投与終了までは EN 開始量の投与にとどめ，バルビツレート療法終了後から徐々に増量する．また，急性期の胃腸機能低下により胃内容の残渣が多い場合は，X線透視下で ED チューブを空腸まで挿入して EN を行い SPN 併用とするか，もしくは EN を一旦中止して PN で管理する．

　SPN の開始時期に関しては，ICU 入室 4 日目からの SPN は，EN のみによる栄養管理に比べて院内感染の発生が低かったとする RCT の報告がある[5]．一方では，ICU 入室後 48 時間以内の PN の開始は，8 日目からの SPN よりも感染の合併が多く ICU 滞在期間は長かった RCT の結果も報告されている[6]．したがって，第 4 病日以降に EN の投与量が目標の 60％に達していない場合に[1]，SPN の開始を考慮することとし，超急性期から PN でカロリーを補給する必要性は低いと思われる．

文献　5）Heidegger CP, et al. Optimisation of energy provision with supplemental parenteral nutrition in critically ill patients: a randomised controlled clinical trial. Lancet. 2013; 381（9864）: 385-93. doi: 10.1016/S0140-6736（12）61351-8.
　　　6）Casaer MP, et al. Early versus late parenteral nutrition in critically ill adults. N Engl J Med. 2011; 365（6）: 506-17. doi: 10.1056/NEJMoa1102662.
　　　　http://www.nejm.org/doi/pdf/10.1056/NEJMoa1102662

2 重症頭部外傷の入院治療
8）静脈血栓塞栓症の予防

　下肢外傷を合併する多発外傷患者を除き，入院時から間欠的空気圧迫を行って，静脈血栓塞栓症（VTE: venous thromboembolism）の予防を行う．入院翌日以降に身体所見，採血結果，フォローアップの頭部 CT を含む画像検査，詳細な既往歴の聴取を踏まえ，低用量未分画ヘパリンの開始を検討する．

	間欠的空気圧迫	低用量未分画ヘパリン
除外例	使用を避けなければならない下肢外傷	・出血性合併症のリスクあり ・年齢＜18 歳
適応 （右記のいずれか）	・ICU 入室時に GCS ≦ 8 の重症頭部外傷 ・数日以上のベッド上安静が必要な下記の頭部外傷 　−外傷性髄液漏 　−運動麻痺を伴う脊椎・脊髄外傷の合併 　−不安定型骨盤骨折の合併 　−多発性または複雑な下肢骨折（間欠的空気圧迫の除外例）	
処置	間欠的空気圧迫ストッキングを両下腿に装着	未分画ヘパリン（ヘパリンカルシウム皮下注 5 千単位/0.2 mL シリンジ「モチダ」® 1 シリンジ＝5,000 単位/0.2 mL） 5,000 単位皮下注×2/日（12 時間毎）
開始	入院時から	入院翌日（受傷 24 時間後）以降，フォローアップの頭部 CT で頭蓋内出血の増大がないことを確認してから
終了	歩行可能になるまで	

　低用量未分画ヘパリンは，間欠的空気圧迫と併用して用いられるべきであるが，頭蓋内出血を拡大させるリスクがあり，投与開始のタイミングに関するエビデンスは不十分であると米国ガイドライン[1] に記されている．なお，わが国の

重症頭部外傷ガイドラインに，静脈血栓塞栓症の予防に関する記載はみられない．VTE の予防ガイドライン[2]では，多発外傷，意識障害の遷延する頭部外傷，運動麻痺を伴う脊椎骨折や脊髄損傷，重症骨盤骨折，多発性または複雑な下肢骨折を「高リスク」とし，そのうち静脈血栓塞栓症の既往や血栓性素因のある「最高リスク」では，低用量未分画ヘパリンと間欠的空気圧迫（もしくは弾性ストッキング）を併用することを推奨している．

多発性または複雑な下肢骨折を合併している間欠的空気圧迫の除外例では，入院翌日の頭部 CT で頭蓋内出血の拡大がないこと，ならびに合併外傷に伴う出血がないことが確認でき次第，出血性合併症のリスクがなければ，低用量未分画ヘパリンを開始する．血腫除去術を施行した術後の患者では，創部の皮下ドレーンを抜去したのちに，頭蓋内・皮下・皮膚切開部の止血を身体所見と頭部 CT で確認してから，低用量未分画ヘパリンの開始を検討する．

ガイドライン[3]では，VTE の予防における低用量未分画ヘパリンの投与法として，5,000 単位の 8 時間もしくは 12 時間ごとの皮下注射が有効であるとし，長期予防が必要な場合では，未分画ヘパリンからワルファリンに切り換えて抗凝固療法を継続する．

なお，未分画ヘパリン（ヘパリンカルシウム）の抗凝血作用を急速に中和する必要のある場合にはプロタミン硫酸塩を投与する（表28）．

表 28　未分画ヘパリン中和のためのプロタミンの投与

適応 （右記のいずれか）	・注射等の穿刺部あるいは体表の創傷からの静脈性出血が未分画ヘパリンの中止と局所圧迫で止血しないとき ・頭蓋内出血もしくは合併外傷に伴う出血の拡大
薬剤名	プロタミン硫酸塩（ノボ・硫酸プロタミン静注用 100 mg® 1V＝100 mg/10 mL）
投与法と量	50 mg＝5 mL＋生理食塩水 100 mL DIV（10 分以上かけて）

文献　1）Brain Trauma Foundation. Guidelines for the management of severe traumatic brain injury. 10. Deep Vein Thrombosis Prophyraxix. 2016, p111-9, https://braintrauma.org/uploads/13/06/Guidelines_for_Management_of_Severe_TBI_4th_Edition.pdf
　　　2）肺血栓塞栓症 / 深部静脈血栓症（静脈血栓塞栓症）予防ガイドライン作成委員会．肺血栓塞栓症 / 深部静脈血栓症（静脈血栓塞栓症）予防ガイドライン　ダイジェスト版．重度外傷，脊髄損傷，熱傷における静脈血栓塞栓症の予防．Medical Front Int. Ltd. 2013. http://www.medicalfront.biz/html/06_books/01_guideline/14_page.html
　　　3）肺血栓塞栓症 / 深部静脈血栓症（静脈血栓塞栓症）予防ガイドライン作成委員会．肺血栓塞栓症 / 深部静脈血栓症（静脈血栓塞栓症）予防ガイドライン　ダイジェスト版．静脈血栓塞栓症の予防法．Medical Front Int. Ltd. 2013. http://www.medicalfront.biz/html/06_books/01_guideline/06_page.html

3 重症頭部外傷のモニタリング
1）水分バランス・血漿浸透圧・血糖値

　水分バランスは in-out バランスのチェックを基本とし，1日単位ではなく数日間の出納から細胞外液量（血管内＋間質）を推定し，輸液量を調整する．原則として，血漿浸透圧は連日検査に提出する．血糖測定は血糖値とインスリン投与量が安定するまでは 1～2 時間ごと，安定したら 4 時間ごとにチェックする．

	測定法とパラメーター	指標（成人）
水分バランス	In-out バランス	＋約 15 mL/kg/日 （＋500～1,000mL/日）
	エコーによる IVC 径の呼吸性変動	呼吸性変動あり • ほとんどなし（変動率＜22%）：血管内水分量過剰 • 呼気時に虚脱（変動率＞50%）：血管内水分量不足
	動脈圧波形解析（熱希釈法較正なし*，あり**）による 1 回心拍出量の呼吸性変化率（SVV: stroke volume variation）	SVV ≦ 10% • 呼吸性変化が大（SVV＞10%）：輸液反応性あり
	熱希釈法***による心臓拡張末期容量係数（GEDI: global end-diastolic volume index）	GEDI 680～800 mL/m^2 • 心臓拡張期容量が小（GEDI＜680mL/m^2）：前負荷（血管内水分量）の不足
血漿浸透圧	氷点降下法による血液検査もしくは計算式から算出 $=2\times[\text{Na}]+\dfrac{\text{血糖}}{18}+\dfrac{\text{BUN}}{2.8}$	285～295mOsm/L • 低浸透圧（＜285mOsm/L）：循環血液の希釈・塩類喪失など
血糖	末梢血採血または動脈血液ガス分析	100～200mg/dL • 高血糖（BS＞200 mg/dL）：インスリン持続 IV

* FloTrac®, ** PiCCO$_2$®, *** EV1000®, PiCCO$_2$®

JCOPY 498-06679

身体所見や臨床経過, in-out バランスなどから総合的に水分バランスを把握し, 輸液量の調節を行う. ベッドサイドのエコーによる下大静脈 (IVC: inferior vena cava) 径の呼吸性変動 (呼気時と吸気時の差) は, 非侵襲的で繰り返し検査できるので有用である. ただし, IVC の径は循環血液量以外の様々な因子による影響を受け, 術者の技量の違いや計測値もミリ単位での変化であるので, IVC 径の呼吸性変動率の値は目安として考える. SVV, GEDI などの循環動態モニターは, 機器の availability や患者の状態などによって使用する. 熱希釈法のカテーテル挿入により, 肺血管外水分量係数 (EVLI: extra vascular lung water index) も求めることができ, 肺水腫の指標とされている. バルビツレート療法と積極的脳平温療法の施行中は, 代謝が抑えられて発汗も少ないので, 不感蒸泄と発汗による水分喪失は成人で 500 mL/日程度に見積もるが, 高浸透圧利尿薬の影響もありマイナスバランスとなることが多い. Hypovolemia となりすぎないように注意するが, 重症頭部外傷急性期の経過中 (数日後〜1 週間後) には, 組織間液が血管内に移行する体液バランスの変化により, 希釈性の循環血液量の増加が起こり得る.

血漿浸透圧の測定もしくは計算を行って, 高浸透圧利尿薬を投与している期間は注意深くモニタリングする. 水分バランスが輸液過剰でなく, 高浸透圧利尿薬を投与中にもかかわらず低浸透圧性低 Na 血症を認め, 臨床経過と病態から希釈性の循環血液量増加が疑われるときは, 各種モニターの値を参考にしつつ, 3% 高張食塩水を用いた輸液管理が必要となることがある (105-106 ページ参照). 一方で, 1〜2 週以降の亜急性期にみられる低浸透圧性低 Na 血症は, 中枢性塩類喪失症候群 (CSWS: cerebral salt wasting syndrome) であることが多い (132-133 ページ参照).

血糖値は誤差の大きい毛細管採血ではなく, 静脈血採血もしくは動脈血液ガス採血でチェックする. 重症頭部外傷に対しても強化インスリン療法を行う必要はないが, 高血糖は転帰悪化に関連しているとされているので[1], 血糖値を 100〜200 mg/dL にコントロールする[2]. インスリンは 1 単位/1 mL に溶解してシリンジポンプを使用し持続 IV する. 血糖値に応じて 0.2〜1.0 単位/時から開始し, 投与量を調整する.

文献 1) Brain Trauma Foundation. Guidelines for the management of severe traumatic brain injury. 8. Nutrition. 2016, p84-98, https://braintrauma.org/uploads/13/06/Guidelines_for_Management_of_Severe_TBI_4th_Edition.pdf

2) 日本脳神経外科学会, 日本脳神経外傷学会監修. 重症頭部外傷治療・管理のガイドライン 第 3 版. 4 ICU 管理. 4-14 栄養管理. 東京: 医学書院; 2013. p76-8.

3 重症頭部外傷のモニタリング
2) ICP モニター

　ICP モニターは，非手術的治療症例では ICU 入室後，なるべく早期に脳実質内に挿入する．頭部 CT で脳室拡大を認める場合は，手術室での脳室ドレナージと同時に ICP モニターを脳室内に挿入する．

	脳実質内測定	硬膜下測定
適応 （右記のいずれか）	• GCS≦8 で，頭部 CT 所見にて頭蓋内損傷あり （TCDB Diffuse Ⅰ でない） • 以下の 1 つ以上に該当すれば適応を検討する －GCS≦8 の高齢者で頭部 CT 正常 －多発外傷の出血性ショック合併 －頭部 CT 所見が TCDB Diffuse Ⅲ・Ⅳ・Nonevacuated mass lesion のいずれか	• 急性硬膜下血腫・外傷性脳内血腫 / 脳挫傷に対する開頭血腫除去術後 • 急性硬膜下血腫に対する緊急穿頭血腫除去 / ドレナージ術後
挿入手技	1. 専用ドリルによる穿孔 2. 穿孔部から硬膜を針で切開 3. スタイレットで脳表に小孔 4. カテーテルを脳実質に挿入し専用ボルトで固定*もしくは皮下を誘導したカテーテルを挿入**	• 皮下を誘導したカテーテルを，開頭もしくは穿頭部から硬膜縁を通して硬膜下の脳表に留置
パラメーター	• ICP（本体画面に波形表示*，もしくは生体モニターにケーブル接続して波形表示**） • CPP（観血的動脈圧モニターとのケーブル接続にて表示*，もしくは計算 CPP＝MAP－ICP） • 脳温*	

* 光ファイバー式カテーテル（カミノプレッシャーモニタリングカテーテル®）
**圧ゲージ式カテーテル（コッドマン ICP センサー®）

ICP モニターを推奨する適応に関するエビデンスは乏しいが，2016 年に改訂された米国ガイドライン[1]では旧版（2007 年）の推奨が再掲され，頭部 CT で異常を認めた重症頭部外傷患者（救急蘇生後の GCS≦8）を対象とし，頭部 CT の異常は，血腫，挫傷，腫脹，脳ヘルニア，あるいは脳底部脳槽の圧排のいずれかとしている．その他の適応として，正常 CT の重症頭部外傷のうち，年齢＞40 歳，除脳もしくは除皮質硬直，SBP＜90 mmHg の場合をあげている．わが国のガイドライン[2]では，意識レベルが GCS≦8 で ICP 測定を推奨しているが，頭部 CT 所見から ICP 亢進の可能性がきわめて低い場合には施行しなくてもよいとしている．したがって，頭部 CT で頭蓋内損傷の所見のある重症頭部外傷は，機器が使用可能であれば ICP 測定の絶対適応と考えられる．また，わが国のガイドライン[2]では，ICP 測定を推奨するそのほかの場合として，低血圧（SBP＜90 mmHg），正中偏位や脳槽の消失などの CT 所見を示す症例をあげている．日米のガイドラインの推奨をまとめると，高齢者，軽度の ICP 亢進が CPP の低下を招く低血圧，ICP 亢進を示す CT 所見を認める症例については，ICP モニターの適応を検討するべきといえる．

なお，ICP カテーテルの挿入手技の詳細については，カテーテルの添付文書[3,4]を参照のこと．圧ゲージ式カテーテルは直角に折り曲げて皮下から頭蓋骨の穿孔部に挿入するが，光ファイバー式カテーテルは折れに弱いので，両者のカテーテルの扱いの違いに注意が必要である．

CPP は体血圧の MAP と ICP の差で定義される．この場合の血圧は，頭蓋に入る直前の内頸動脈圧に基づくべきであるから，観血的動脈圧のゼロ点較正は，通常の右房の高さではなく，外耳孔の高さをゼロ点の基準とすることが望ましい．

文献　　1) Brain Trauma Foundation. Guidelines for the management of severe traumatic brain injury. 12. Indications for Intracranial Pressure Monitoring. 2016, p132-44, https://braintrauma.org/uploads/13/06/Guidelines_for_Management_of_Severe_TBI_4th_Edition.pdf
2) 日本脳神経外科学会，日本脳神経外傷学会監修．重症頭部外傷治療・管理のガイドライン第 3 版．4 ICU 管理．4-2 頭蓋内圧（ICP）測定の適応と方法．東京：医学書院; 2013. p41-3.
3) カミノ・プレッシャー・モニタリング・カテーテル　株式会社 TKB　添付文書．2016 年 12 月改訂．
http://www.info.pmda.go.jp/ygo/pack/300076/20700BZY00860000_A_01_09/
4) コッドマン ICP センサー　ジョンソン・エンド・ジョンソン株式会社　添付文書．2009 年 6 月 1 日改訂．
http://www.info.pmda.go.jp/downfiles/md/PDF/340216_20700BZY00708000_B_06_01.pdf

Q&A ICP モニターがなくても神経集中治療はできる？

　重症頭部外傷の集中治療における ICP モニタリングの有用性は，これまで疑う余地がないと思われてきたきらいがある．しかし，ICP と CPP の値だけで重症頭部外傷の病態を把握して，最適な治療・管理ができるというのも間違いであろう．2012 年に報告された RCT [5] の結果では，重症頭部外傷患者を ICP モニタリング群（pressure-monitoring group）と ICP モニタリングを行わずに CT と神経所見に基づいて管理した群（imaging-clinical examination group）で，治療成績に差が認められなかった．これは，ICP ≦ 20mmHg を指標とした治療に，CT や神経所見に基づいた治療に比較した優位性はなかったという結果である．また，神経集中治療を介入した頻度は，CT や神経所見に基づいた治療群の方が有意に多かった．すなわち，ICP モニターを入れられなければ，CT 検査と神経所見をしっかりとって病態の把握に努めて，十分な神経集中治療を行えばよいという解釈もできる．一方，ICP モニタリングがあれば，頭蓋内の病態把握に有用であることは間違いなく，不要な CT 検査を減らすことはできるだろう．

文献　5）Chesnut RM, et al. A trial of intracranial-pressure monitoring in traumatic brain injury. N Engl J Med. 2012; 367（26）: 2471-81. doi: 10.1056/NEJMoa1207363.
http://www.nejm.org/doi/full/10.1056/NEJMoa1207363

3 重症頭部外傷のモニタリング
3）EtCO₂ モニター

気管挿管チューブに呼気終末二酸化炭素（EtCO₂: end-tidal CO₂）モニターを接続する．ただし，動脈血液ガス分析による $PaCO_2$ を管理の指標とし，$EtCO_2$ の連続モニターの変動があれば動脈血液ガスを測定し，$PaCO_2$ の値を確認する．

	指標	処置
EtCO₂ の連続モニター	$PaCO_2$ を近似するが誤差が大きい	値の変動があれば動脈血液ガスを測定し，$PaCO_2$ の値を確認する

$EtCO_2$ は肺胞気に近いガスの CO_2 分圧であるので，$PaCO_2$ に近似するとされているが，一般に $PaCO_2$ は $EtCO_2$ より 2〜5 mmHg 高い値を示す．しかし，病的状態では $PaCO_2$ と $EtCO_2$ の相関を弱める因子が多数存在することが知られており，$EtCO_2$ の値から $PaCO_2$ を推定すると誤差が大きい．したがって $EtCO_2$ の連続モニターの役割は，$PaCO_2$ の変動をモニタリングすることと理解したほうがよい．重症頭部外傷の神経集中治療では，脳血管の CO_2 反応性をコントロールするため，ICP の値に応じて狭い範囲で $PaCO_2$ を調節する必要がある．1日4回程度の動脈血液ガス測定に加えて，5 mmHg を超える $EtCO_2$ の変動が続く場合は動脈血採血で $PaCO_2$ 測定を行う．

3 重症頭部外傷のモニタリング

4）補助的な脳循環代謝モニタリング
（SjO$_2$，TOS，PbtO$_2$）

　ここにあげる補助的な脳循環代謝モニタリングは，侵襲的あるいは専用の機器が必要である．治療方針の決定におけるこれらモニタリングの役割については，現時点で結論が得られていない[1]．

パラメーター	測定方法	指標と解釈
内頸静脈酸素飽和度（SjO$_2$: juglar bulb venous oxygen saturaion）	内頸静脈にカテーテルを逆行性に挿入して先端を内頸静脈洞に留置し，酸素飽和度を測定	SjO$_2$ 50〜75% 血液の酸素化とHbが適正なら • 高値: 脳代謝の低下，CBFの上昇 • 低値: 脳代謝の上昇，CBFの低下
脳組織酸素飽和度（TOS: tissue oxygen saturation）	前額部に発光と受光のセンサーを貼り付け，Hbに対する近赤外線の吸収と散乱を計測し，酸化Hbと還元Hbを測定する	rSO$_2$* （regional cerebral oxygen saturation）60〜80% TOI** （tissue oxygen index）変化率 • 低下: 前頭葉の局所血流の酸素化低下，前頭葉局所の酸素消費量の上昇
脳組織酸素分圧（PbtO$_2$: partial pressure of oxygen in brain tissue）	電極を脳内に挿入して測定	PbtO$_2$ 25〜35 mmHg • 低値: 測定部位の脳組織酸素需要に対する酸素供給の低下

* INVOS®，** NIRO®

文献　1）日本脳神経外科学会，日本脳神経外傷学会監修．重症頭部外傷治療・管理のガイドライン第3版．4 ICU管理．4-1 モニタリング．東京: 医学書院; 2013. p35-41.

　SjO_2 は，下記の式により脳酸素消費量（$CMRO_2$: cerebral metabolic rate of oxygen）が示す脳代謝と CBF について，脳全体の相対的な状態を示す.

$$SjO_2 = SaO_2 - \frac{CMRO_2}{1.34} \times CBF \times Hb$$

　脳血流の酸素化（SaO_2），Hb，さらに CBF を変動させる MAP，ICP，$PaCO_2$ など多くの因子が関連しており，その解釈は単純ではない．また，測定が侵襲的で，カテーテルの留置に技術を要し，測定精度の誤差の問題などから，一般的に普及しているモニタリングとはなっていない．なお，SjO_2 の治療閾値は＜50％とされている[2].

　TOS の測定は非侵襲的なため，機器が使用可能であれば積極的にモニタリングしてよいと思われるが，得られる情報は前頭葉局所の組織酸素飽和度であることに留意する．TOS の計測値は，INVOS®による測定が rSO_2，NIRO®によって測定された場合が TOI で表される．NIRO®では酸素化 Hb の濃度変化も計測できる.

　$PbtO_2$ の計測は侵襲的であるが，得られるデータの精度や有用性の観点から，近年欧米では汎用されている．2016 年の米国ガイドライン[3] では，脳組織酸素化のモニタリングとして推奨するエビデンスは不十分であるとされたが，最近の RCT では ICP と $PbtO_2$ モニタリングを併用することにより，重症頭部外傷の死亡率が低下し転帰を改善させる可能性が示されている[4].　今後，わが国でも $PbtO_2$ モニタリングは普及していくかもしれない.

文献　2) Brain Trauma Foundation. Guidelines for the management of severe traumatic brain injury. 18. Advanced cerebral monitoring thresholds. 2016, p191-200, https://braintrauma.org/uploads/13/06/Guidelines_for_Management_of_Severe_TBI_4th_Edition.pdf
　　　3) Brain Trauma Foundation. Guidelines for the management of severe traumatic brain injury. 14. Advanced cerebral monitoring. 2016, p151-62, https://braintrauma.org/uploads/13/06/Guidelines_for_Management_of_Severe_TBI_4th_Edition.pdf
　　　4) Okonkwo DO, et al. Brain oxygen optimization in severe traumatic brain injury phase-II: A phase II randomized trial. Crit Care Med. 2017; 45: 1907-14. doi: 10.1097/CCM.0000000000002619.

3 重症頭部外傷のモニタリング

5）補助的な電気生理モニタリング
（aEEG, BIS）

脳機能の連続モニターとして aEEG は有用であるが，重症頭部外傷における評価は定まっていない．aEEG の機器が利用できないときは，必要に応じてポータブル脳波計による脳波検査を行う．

パラメーター	測定・解析方法	指標と解釈
aEEG（amplitude integrated EEG）トレンド	4〜10 チャンネルの脳波を連続モニターして，2〜15 Hz 成分の最大振幅値と最小振幅値を縦軸に，時間を横軸に表示	aEEG トレンドが $10\,\mu V$ を中心とした帯状のパターン（continuous background） • 持続性低振幅（continuous low voltage）〜平坦（flat）パターン: 大脳皮質電気活動の低下 • 電気的てんかん重積（electrographic status epilepticus）パターン: てんかん発作
BIS（Bispectral index）	ディスポ電極を前額部に貼付し，記録した脳波活動を 0〜100 の範囲で数値化	BIS 値 40〜60 が全身麻酔の適正鎮静レベル • 低値: 大脳皮質電気活動の低下

　意識障害が遷延するが，頭部 CT 所見や ICP モニタリングで明らかな原因が認められないときは，非痙攣性のてんかん重積状態を検出するため，aEEG の連続モニターが有用である．現時点では，新生児領域（NICU）や蘇生後脳症の分野で施行されることが多い．重症頭部外傷の神経集中治療においても，大脳皮質の電気的活動を連続的にモニターできるので，脳機能の客観的検査として今後普及する可能性がある．とくにバルビツレート療法中および終了後の大脳皮質の電

気的活動の評価は，バルビツレートの効果判定や脳機能の推定に有用である．aEEG はトレンドのパターン認識を容易にするため，正常パターン（continuous background）では 10μV の振幅を中心として帯状に表示されるように，縦軸は 0〜10μV を整数で，10〜100μV を対数で表示している．基本的な aEEG トレンドのパターン[1] を下記に示す（上段が aEEG トレンド，下段は矢印の時点の脳波．上段と下段で横軸の時間スケールが違うことに注意）．

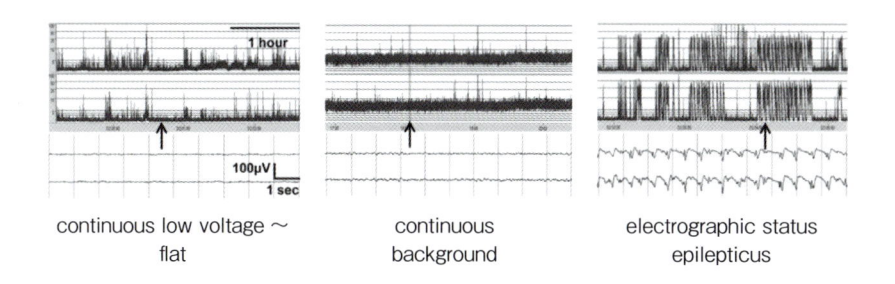

continuous low voltage 〜 flat   continuous background   electrographic status epilepticus

BIS は専用の機器とディスポ電極を必要とするが，電極の装着が容易で，パラメーターが 0〜100 の BIS 値で表示されるので，わかりやすい．一方で，鎮静深度の指標とすることを目的とした機器であり，前頭部の脳波活動を BIS 値として単純に数値化していることに注意しなければならない．

文献 1）Friberg H, et al. Clinical review: Continuous and simplified electroencephalography to monitor brain recovery after cardiac arrest. Crit Care. 2013; 17(4): 233. doi: 10.1186/cc12699. http://ccforum.com/content/pdf/cc12699.pdf

4 髄液漏・気脳症の入院治療

初期治療・管理については 84-85 ページを参照のこと.

	外傷性髄液鼻漏 CSF rhinorrhea	外傷性髄液耳漏 CSF otorrhea
保存的治療の安静度	• 髄液漏の停止確認から 1 週間ベッド上フラット（損傷側を上にした側臥位可） 気脳症のみ（鼻/耳出血なし）では，翌日 CT にて気脳症の増悪なければギャッジアップ可 • 以後，徐々にギャッジアップ（30°ずつ 1 日上がり）	
腰椎ドレナージの適応	• 受傷後 1 週間の絶対安静（ベッド上フラット）で髄液漏が停止しないとき	
髄液漏閉鎖術の適応	• 受傷後 2 週間を超える保存的治療（腰椎ドレナージを含む）で髄液漏が停止しないとき	
	前頭洞後壁の粉砕を伴う前頭蓋底骨折による髄液鼻漏（前頭洞頭蓋腔化手術と併せて 1 週間以内の早期手術を考慮）	
予防的抗菌薬	• セフォタキシム（クラフォラン®，セフォタックス®）またはセフトリアキソン（ロセフィン®）2 g DIV×2/日 • 髄液漏の停止確認まで（ただし CT で気脳症の増悪がないこと） • 気脳症のみ（鼻/耳出血なし）では，初回投与（外来）で終了	
診察・検査	• 体温≧38.5℃で髄液検査（ただし腰椎穿刺は頭蓋内圧亢進時には禁忌）	
	• CT 冠状・矢状断 再構成画像 • 嗅神経障害の診察	• 側頭骨ターゲット CT • 聴力検査（安静度解除後に） • 顔面神経麻痺の診察（出現時には直ちに耳鼻科依頼しステロイド考慮）

JCOPY 498-06679

　鼻腔あるいは外耳孔に綿球を詰めると逆行性に頭蓋内に感染するリスクがあるので，髄液鼻漏/耳漏では鼻腔/外耳孔にガーゼをあて，回診時にガーゼを交換し鼻腔周囲/耳介を清拭して，髄液漏の停止を確認する．意識のある髄液鼻漏の患者に対しては，後鼻漏の有無も確認する．外傷性髄液耳漏のほうが髄液鼻漏よりも自然停止が得やすく，80〜85％は5〜10日以内に自然停止するとされている[1]．保存的治療の安静度は，15〜30°程度の頭部挙上が推奨されているが，やや頭部を挙上して脳によるタンポナーゼ効果により頭蓋底の瘻孔の閉鎖をはかるとする考え方と，頭部を挙上しないことにより頭蓋底の瘻孔からの髄液の漏出を抑え瘻孔の閉鎖を促すとする意見がある．髄液漏停止後にベッド上安静を継続することの要否についても，エビデンスは乏しい．再発性の髄液漏では自然治癒が少ないため[1]，自然停止後の髄液漏再発を避ける目的で，さらに1週間のベッド上安静を原則としている．

　ベッド上安静で髄液漏が停止しないときは，腰椎からの髄液ドレナージを考慮する．外耳孔をゼロ点として，腰椎穿刺で測定した髄液圧（cmH_2O）よりやや低い高さで，持続的腰椎ドレナージを行う．過剰なドレナージは髄液漏の瘻孔から頭蓋内への空気の侵入を招くので，1時間ごとの流出量のチェックが望ましい．

　側頭骨骨折に伴う髄液耳漏で髄液漏閉鎖術の適応となることは稀である．前頭蓋底骨折に伴う髄液鼻漏では，前頭洞後壁の粉砕骨折を伴う場合は自然治癒が得がたく，前頭洞を頭蓋腔化する形成外科的な手術適応があることから，髄膜炎を併発しない受傷後早期のうちに手術的治療を検討する．

　髄液耳漏の合併症として，側頭骨骨折が顔面神経管に及んでいる場合の顔面神経麻痺に注意する．損傷神経の浮腫により，顔面神経管内で圧迫されて受傷後数日〜1週間程度で発症することも多く，早期発見が重要である．出現時には耳鼻科医の診察を依頼し，顔面神経の浮腫軽減のためステロイドの投与を考慮する．顔面神経管開放術の適応となることもある．

　なお，抗菌薬治療に関しては84-85ページを参照のこと．

文献　　1）日本脳神経外科学会，日本脳神経外傷学会監修．重症頭部外傷治療・管理のガイドライン第3版．5手術適応と手術方法．5-9外傷性髄液漏．東京：医学書院；2013. p107-9.

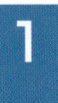

B. 亜急性期

1 低 Na 血症への対処

　頭部外傷の重症度にかかわらず，水・電解質バランスには注意する．亜急性期（受傷 1〜数週後）に発症する低 Na 血症は，中枢性塩類喪失症候群（CSWS：cerebral salt-wasting syndrome）であることが多い．

		項目	評価・処置
診察		脱水症状 （循環血液量の評価）	• 脱水あり：CSWS • 脱水なし：SIADH/ 水中毒
検査	Na＜135 mEq/L	血液および尿検査 電解質・浸透圧 （連日）	• 低浸透圧血症：CSWS と SIADH/ 　水中毒のどちらも
	Na＜130 mEq/L	in-out バランス	• hypovolemia：CSWS • hypervolemia：SIADH/ 水中毒
		蓄尿 Na バランス	• 尿中 Na 喪失過剰：CSWS
治療		水分・電解質バランス	• CSWS に対して：Na 補給 • SIADH/ 水中毒に対して： 　輸液・飲水制限
		鉱質コルチコイド	• 難治性 CSWS に対して： 　フロリネフ® 錠（0.1 mg） 　0.05〜0.1 mg/日 分 2

　軽度の低 Na 血症の段階で早期発見に努め，血液と尿検査で電解質と浸透圧をフォローし，身体所見としての脱水を示唆する所見の有無を診察する．血清 Na ＜130 mmHg では，蓄尿を行って水分と電解質バランスをチェックする．CSWS と SIADH/水中毒とも，低浸透圧性低 Na 血症をきたし，血液・尿検査所見は類似しているのでしばしば鑑別は困難である．両者の病態の相違は，CSWS が hypovolemia であるのに対して，SIADH/水中毒は hypervolemia であるので，

過去の数日〜1週間の水分バランスの傾向がマイナスかプラスに傾いているかの判断が重要となる.

　CSWSに対する治療は，まず尿中に排泄されたNaを点滴もしくは経口で補充する.低Na血症が進行してから急速にNaを補正すると，橋中心髄鞘崩壊症（central pontine myelinolysis）をきたすことが報告されているので，血清Na<130 mmHgになったらCSWSとSIADH/水中毒を鑑別し，直ちに水分・電解質バランスの補正を開始する.CSWSにおいては，低浸透圧血症が改善して血清Naが正常値に近づいてきたことが確認できたら，補充するNa量を減量していく.漫然と蓄尿中のNa量に対する補正を続けていると，過剰に投与されたNaが尿中に排泄され，尿中Naの高値が継続する.

2 深昏睡患者に対する脳幹機能の診察

　バルビツレート療法中の昏睡を除き，GCS 3 の深昏睡，かつ自発呼吸がなく人工呼吸器管理の患者では，脳幹機能を一般的な診察として毎日の回診時に行う.

項目		実施内容
基本的診察	自発呼吸	• 人工呼吸器管理における自発呼吸の有無
	深部体温	• 膀胱温（または直腸温）
意識（GCS）		• 顔面への疼痛刺激（眼窩切痕部への指による強い圧迫）に対する顔面の反応
瞳孔		• 瞳孔の変化（刺激に対する反応があるか） • 左右瞳孔の最小径
脳幹反射7項目	対光反射	• 両側瞳孔を観察し，一側瞳孔に光を照射し直接反射を，一呼吸おいた後に再度照射し間接反射があるかを観察，これを両側で行う
	角膜反射	• 綿球の先端をこより状にして角膜を刺激し瞬目があるかを観察，これを両側で行う
	毛様脊髄反射	• 一側の頸部に手指で痛み刺激を与え，両側瞳孔の散大があるかを観察，これを両側で行う
	眼球頭反射*	• 患者の頭部を約 30° 挙上し，正中位から急速に一側に回転させ，眼球が頭部と逆方向に偏位するかを観察，これを左右両方で行う
	前庭反射**	• 患者の頭部を約 30° 挙上し，一側の外耳道内にカテーテルを挿入し，20～30 秒かけて 50 mL 注射器で氷水を注入して眼球が注入側に偏位するかを観察，これを両側で行う
	咽頭反射	• 喉頭鏡を用いて十分に開口させ，吸引用カテーテルで咽頭後壁を刺激し，咽頭筋が収縮するかを観察，これを両側で繰り返し行う
	咳反射	• 気管内チューブより十分長い吸引用カテーテルで気管・気管支粘膜に機械的刺激を加え，刺激に対する咳がでるかを観察，これを繰り返し行う

　*頸椎保護が必要な患者（頸椎カラーが装着されている患者）では判定不能
**鼓膜に損傷があっても検査可能

JCOPY 498-06679

治療方針決定などのために判定される，いわゆる「臨床的脳死」は，改正臓器移植法（平成 21 年改正「臓器の移植に関する法律」）施行にあたり「脳死とされうる状態」という表現を用いることになった[1]．臨床的に全脳機能の停止が疑われる，深昏睡（GCS 3）で自発呼吸がみられず人工呼吸管理となっている最重症患者については，病態の把握のために脳幹機能の診察を通常の診療として行う．手順よく行えば 5 分程度で診察でき，準備する器具も ICU に通常備わっている物品である（表 29）．

なお，無呼吸テストはルーチーンには実施せず，実施する場合は麻酔科医，集中治療医，脳神経外科医などを含む，複数の医師とともに施行する．

脳幹反射 7 項目が消失している場合は，ポータブル脳波計による脳波検査を行う．高感度（2.5 μV/mm 以上）記録と，音声および顔面への疼痛刺激を加えた記録を含む，30 分以上の連続記録を依頼する．表 30 の前提条件に該当し，表 31 の判定項目がすべて満たされる場合は，「脳死とされうる状態」と判断する．

表 29　脳幹機能を診察するときに用意するもの

ペンライト，瞳孔径スケール，綿球，耳鏡（耳孔に氷水を注入する際に外耳道に異物がないことを観察する），外耳道に挿入可能なネラトンまたは吸引用カテーテル，氷水（生理食塩水）100 mL 以上，50 mL 注射器，膿盆（耳孔に注入した氷水を受けるため），喉頭鏡，気管内吸引用カテーテル

表 30　「脳死とされうる状態」と判定するための前提条件

- 器質的脳障害による深昏睡，及び自発呼吸を消失した状態（中枢性呼吸障害により臨床的に無呼吸と判断され人工呼吸を必要としている状態）
- 原疾患が確実に診断されている（画像検査は必須）
- 原疾患に対して行い得るすべての適切な治療を行っても回復の可能性がない
- 以下の除外例に該当しない
  - 生後 12 週未満
  - 急性薬物中毒による深昏睡と自発呼吸の消失
  - 深部体温＜ 32℃（6 歳未満では＜35℃）
  - 代謝性障害または内分泌性障害による深昏睡と自発呼吸の消失
    （肝性脳症，糖尿病性昏睡，尿毒症性脳症等）

表 31　「脳死とされうる状態」の判定項目

- 深昏睡：JCS 300，GCS 3
- 瞳孔が固定し，瞳孔径は両側 4 mm 以上
- 脳幹反射 7 項目の消失
- 平坦脳波

文献　1）平成 22 年度厚生労働科学研究費補助金厚生労働科学特別研究事業「臓器提供施設における院内体制整備に関する研究」研究班．法的脳死判定マニュアル．日本臓器移植ネットワーク．2011．http://www.jotnw.or.jp/jotnw/law_manual/index.html

3 頭部外傷重症例の終末期医療

臨床的に全脳の不可逆的な機能消失と判断され「脳死とされうる状態*」と診断された場合には，終末期医療へ移行する[1]．なお，「脳死とされうる状態」の診断に関して，施設における規定がある場合はそれに従う．

項目	内容
家族や関係者に対する説明	• 「終末期の状態」に陥ったこと • 病状が絶対的に予後不良であり，治療を続けても救命の見込みが全くない状態であること • 本人の意思（リビング・ウィルなど）の確認
治療方針の検討[2]	• 本人のリビング・ウィルなど有効な advanced directives（事前指示）が存在し，家族らがこれに同意している場合はそれに従う • 延命措置への対応は主治医個人の判断ではなく，医療チーム（複数の医師と看護師を含む）の総意で行う
オプション提示	• 「臓器提供の機会があること」のオプション提示について施設における方法を確認し，家族や関係者に報せる

*患者の状態について，法に規定する脳死判定を行ったとしたならば，脳死とされうる状態にあると判断した場合[3]

文献　　1) 平成22年度厚生労働科学研究費補助金厚生労働科学特別研究事業「臓器提供施設における院内体制整備に関する研究」研究班．臓器提供施設マニュアル．日本臓器移植ネットワーク．2011．http://www.jotnw.or.jp/jotnw/law_manual/index.html
　　　　2) 日本救急医学会　救急医療における終末期医療のあり方に関する特別委員会．救急医療における終末期医療に関する提言（ガイドライン）．日本救急医学会．2007．http://www.jaam.jp/html/info/info-20071116.pdf
　　　　3) 平成22年度厚生労働科学研究費補助金厚生労働科学特別研究事業「臓器提供施設における院内体制整備に関する研究」研究班．法的脳死判定マニュアル．日本臓器移植ネットワーク．2011．http://www.jotnw.or.jp/jotnw/law_manual/index.html

JCOPY 498-06679

　重症頭部外傷患者の救急・集中治療における終末期医療では，誠実な対応とチーム医療を行うことが大原則である．延命措置への対応と，延命措置を中止する方法については，3学会（日本救急医学会，日本集中治療医学会，日本循環器学会）からの提言としてガイドラインが作成された[4].

文献　　4）日本救急医学会，日本集中治療医学会，日本循環器学会．救急・集中治療における終末期に関するガイドライン．〜3学会からの提言〜．2014. http://www.jaam.jp/html/info/2014/pdf/info-20141104_02_01_02.pdf

別表　AIS 2005 Update 2008 頭部（抜粋日本語訳）

損傷分類	部位	臨床所見 年齢＞10 歳	臨床所見 年齢≦10 歳	AIS 2005 コード	スコア	AIS98 コード	スコア
頭蓋骨骨折	頭蓋冠	線状骨折		150402.2	2	150402.2	2
		陥没骨折≦2 cm，もしくは粉砕骨折		150404.3	3	150404.3	3
		脳組織の露出を伴う開放骨折		150406.4	4	150406.4	4
		広範囲の陥没骨折＞2 cm		150408.4	4	150408.4	4
	頭蓋底	髄液漏なし		150202.3	3	150202.3	3
		髄液漏あり		150204.3	3	150204.3	3
		粉砕骨折，もしくは脳組織の露出を伴う開放骨折		150206.4	4	150206.4	4
気脳症				140682.3	3	140682.3	3
硬膜外血腫	大脳	厚さ＜0.6cm		140631.2	2	140632.4	4
		≦50 cc；厚さ 0.6〜1 cm	≦25 cc；厚さ 0.6〜1 cm	140632.4	4	140632.4	4
		＞50 cc；厚さ＞1 cm	＞25 cc；厚さ＞1 cm	140636.5	5	140624.5	5
		両側		140624.5	5	140636.5	5
	小脳	厚さ＜0.6 cm		140416.2	2	140418.4	4
		≦30 cc；厚さ 0.6〜1 cm	≦15 cc；厚さ 0.6〜1 cm	140418.4	4	140418.4	4
		＞30 cc；厚さ＞1 cm	＞15 cc；厚さ＞1 cm	140422.5	5	140422.5	5
硬膜下血腫	大脳	厚さ＜0.6 cm		140651.3	3	140652.4	4
		≦50 cc；厚さ 0.6〜1 cm	≦25 cc；厚さ 0.6〜1 cm	140652.4	4	140652.4	4
		両側（それぞれ厚さ 0.6〜1cm）		140654.4	4	140654.5	5
		＞50 cc；厚さ＞1 cm	＞25 cc；厚さ＞1 cm	140656.5	5	140656.5	5
		両側（どちらかの厚さ＞1cm）		140655.5	5	140656.5	5
	小脳	厚さ＜0.6cm		140440.2	2	140442.4	4
		≦30 cc；厚さ 0.6〜1 cm	≦15 cc；厚さ 0.6〜1 cm	140442.4	4	140442.4	4
		＞30 cc；厚さ＞1 cm	＞15 cc；厚さ＞1 cm	140446.5	5	140446.5	5

損傷分類	部位	臨床所見		AIS 2005		AIS98	
		年齢＞10 歳	年齢≦10 歳	コード	スコア	コード	スコア
脳挫傷	大脳	径＜1 cm		140605.2	2	140604.3	3
		≦30 cc；径 1～4 cm	≦15 cc；径 1～2 cm	140606.3	3	140606.3	3
		30～50 cc；径＞4 cm	15～30 cc；径 2～4 cm	140608.4	4	140608.4	4
		＞50 cc	＞30 cc	140610.5	5	140610.5	5
	小脳	径＜1 cm		140407.2	2	140403.3	3
		≦15 cc；径 1～3 cm		140403.3	3	140403.3	3
		15～30 cc；径＞3 cm		140404.4	4	140404.4	4
		＞30 cc		140405.5	5	140405.5	5
脳内血腫	大脳	径＜1 cm		140639.2	2	140640.4	4
		≦30 cc；径 1～4 cm	≦15 cc；径≦1 cm	140640.4	4	140640.4	4
		＞30 cc；径＞4 cm	＞15 cc；径＞1 cm	140648.5	5	140648.5	5
		両側（それぞれ径＞4 cm）		140641.5	5	140648.5	5
	小脳	径＜0.6 cm		140428.2	2	140430.4	4
		≦15 cc；径 0.6～3 cm		140430.4	4	140430.4	4
		＞15 cc；径＞3 cm		140434.5	5	140434.5	5
外傷性脳室内出血		6 時間を超える昏睡なし		140675.2	2	140678.4	4
		6 時間を超える昏睡あり		140677.4	4	140678.4	4
外傷性クモ膜下出血	大脳	6 時間を超える昏睡なし		140694.2	2	140684.3	3
		6 時間を超える昏睡あり		140695.3	3	140684.3	3
	小脳			140466.2	2	140466.3	3
脳振盪		意識消失なし		161001.1	1	161000.2	2
		意識消失≦30 分		161004.2	2	160202.2	2
		意識消失 31～59 分		161005.2	2	160202.2	2
		意識消失 1～6 時間		161006.3	3	160206.3	3
びまん性軸索損傷		昏睡*＞6 時間，かつ病変は白質もしくは基底核に限られる		140625.4	4	140628.5	5
		昏睡*＞6 時間，かつ病変は脳梁に及ぶ		140627.5	5	140628.5	5
		昏睡*＞6 時間，かつ画像所見が不明		161008.4	4	160814.4	4
		昏睡*＞12 時間，かつ除脳姿勢もしくは除皮質姿勢なし		161012.5	5	160818.5	5
		昏睡*＞12 時間，かつ除脳姿勢もしくは除皮質姿勢あり		161013.5	5	160824.5	5

*昏睡の定義は，E1 かつ V1～2 かつ M1～5

（Association for the Advancement of Automotive Medicine（AAAM）. Abbreviated Injury Scale（AIS）2005-Update 2008. Barrington, IL. 2008. より）

索 引

救急白熱セミナー
頭部外傷実践マニュアル　　　　　　©

| 発　行 | 2014 年 11 月 1 日　　1 版 1 刷 |
| | 2018 年 11 月 25 日　　2 版 1 刷 |

監修者　　佐々木淳一

著　者　　並　木　淳

発行者　　株式会社　中外医学社
　　　　　代表取締役　青　木　滋

〒 162-0805　東京都新宿区矢来町 62
電　話　　03-3268-2701（代）
振替口座　00190-1-98814 番

印刷・製本／横山印刷（株）　　　　　　　　　　〈HI・YI〉
ISBN978-4-498-06679-3　　　　　　　　　　Printed in Japan